この一冊で「炭酸」パワーを使いきる！

前田眞治［監修］
ホームライフ取材班［編］

青春出版社

飲むだけじゃもったいない！美容や健康、掃除に洗濯、料理にと「炭酸パワー」を使いきりましょう

炭酸水といえば、「お酒を割るときに使うもの」と思っていた時代もありました。

それが今では、飲むだけで美容や健康にいい、ノンカロリーのヘルシー飲料水として大ブーム！

でも、飲むだけでは、まだまだ、炭酸水パワーを活用しきっているとはいえません。

炭酸パックや入浴で肌から吸収すれば血行を促進。

料理に使えばおいしさアップ。

そして、洗濯や掃除ではナチュラルな洗浄剤として使えるのです。

あなたが知らない炭酸水の底力、さっそく今日から試してみませんか？

ダイエットやリラックスをするために炭酸水を飲んで、
飲み残しは食器の黄ばみ取りやメガネの汚れ取りに使う……など、
炭酸水をとことん使い回しましょう。

この一冊で「炭酸」パワーを使いきる！　contents

序章　「炭酸水」の驚きの効果とは

第1章 「炭酸水」の健康パワーを使いきる！

第3章 「炭酸水」の洗浄パワーを使いきる！

contents

第4章 「炭酸水」の料理パワーを使いきる！

column

編集協力――佐藤雅美
本文イラスト――石川由以
本文デザイン――青木佐和子

「炭酸水」の驚きの効果とは

序章

炭酸水ってどんなもの？

最近、スーパーやコンビニなどでよく見かけるようになった「炭酸水」。飲んだときに、口の中でシュワシュワッとはじける泡が人気です。ところで、この泡の正体をご存知でしょうか？

泡は、二酸化炭素（CO_2、炭酸ガス）です。二酸化炭素は、ふだんは空気中に存在していますが、水の中に溶け込んだものが炭酸水。その二酸化炭素が気泡化して、泡となってはじけるため、シュワシュワを感じるのです。

自然に湧き出る炭酸水は、昔から飲料水として、温泉として利用されてきました。今では、人工的に炭酸水を作れるようになったので、ペットボトルで安価で出回るようになりました。

炭酸水は飲んだときにシュワッとした爽快感を得られるだけでなく、健康や美容などにも効果があることが実証されています。「何となく気持ちがいいから飲む」より一歩進んで、もっと効果的に活用してみませんか？

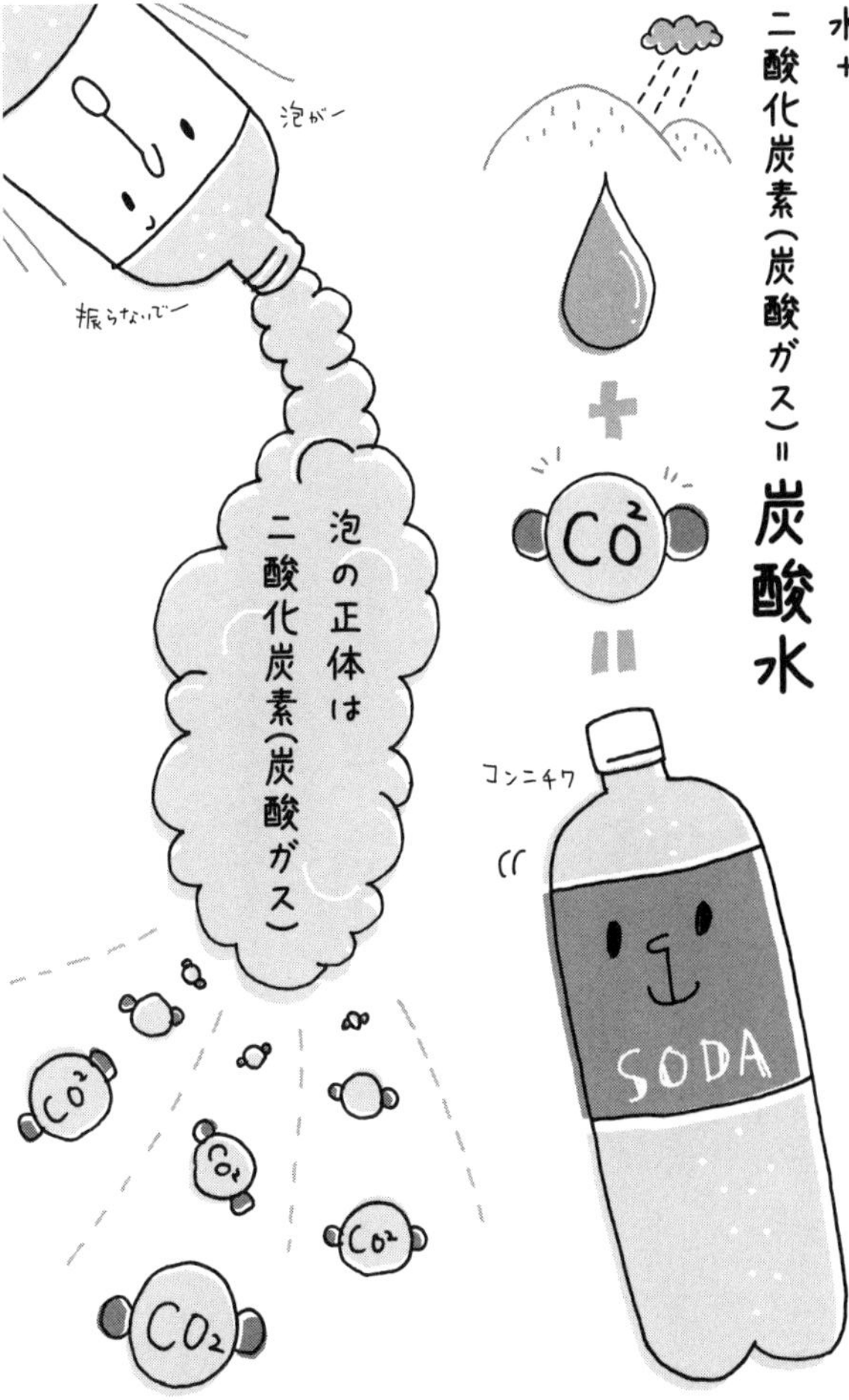

水＋二酸化炭素(炭酸ガス)＝炭酸水
泡が一
振らないで一
泡の正体は二酸化炭素(炭酸ガス)
コンニチワ
SODA

＼時間がたつと
シュワシュワが消えるのはなぜ？／

開封したときは勢いよくプシュッと音を立てている炭酸水も、時間がたつと泡立たなくなってしまいます。いわゆる「気が抜けた状態」になるわけですが、その理由は何でしょう？

ひとつは、人工的な炭酸水は３０００〜６０００ｐｐｍという非常に高濃度に作って、ボトル詰めされているため、開封するだけで炭酸ガスが抜けていくからです。

もうひとつは、温度です。水に溶ける炭酸ガスは０℃で３４００ｐｐｍ、20℃で１７００ｐｐｍ、40℃で１０００ｐｐｍが上限。だから、冷蔵庫でキンキンに冷やした炭酸水のほうが炭酸ガスの濃度が高く、室温に近くなるほど薄まっていくのです。

さらに、炭酸ガスは振動によって抜けていきます。冷えた炭酸水でも、コップに注ぐだけで１５００ｐｐｍ以下に薄まってしまいます。

泡立たなくなっても炭酸ガスがゼロにはなりませんが、炭酸水の恩恵を効率よく受け取りたいときは、なるべく高濃度の状態で利用するのがポイントです。

1

炭酸水は、
開封直後が
いちばん高濃度

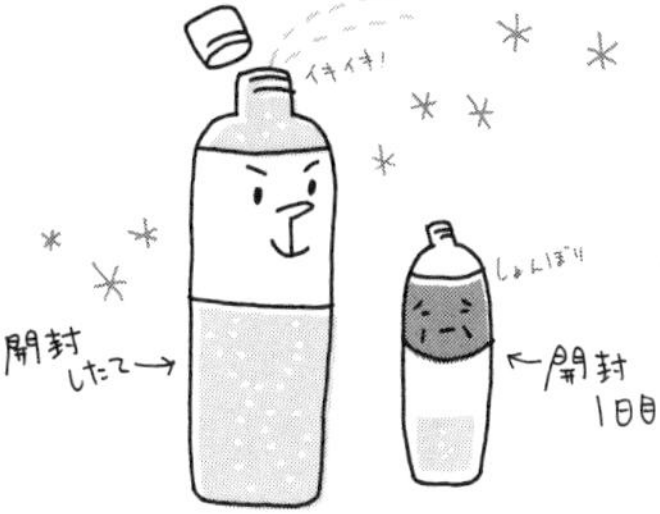

2

炭酸水は、
温度が低いほうが
高濃度

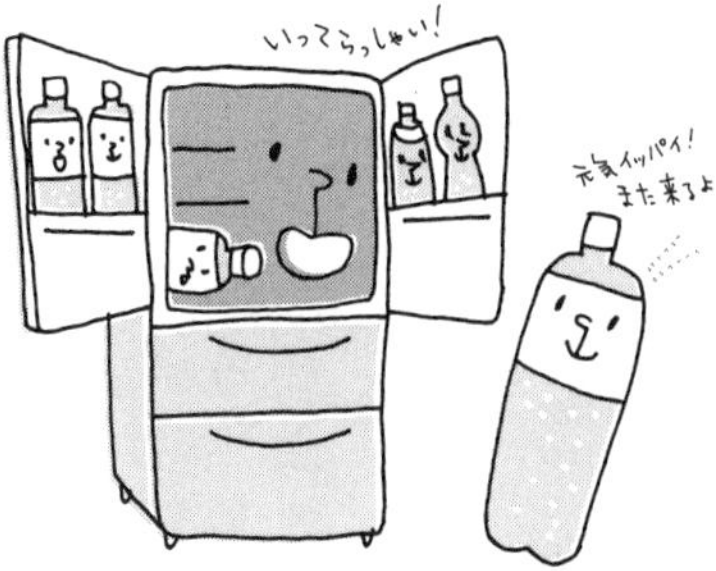

3

炭酸水は、
揺らしたり
振ったりしないほうが
高濃度

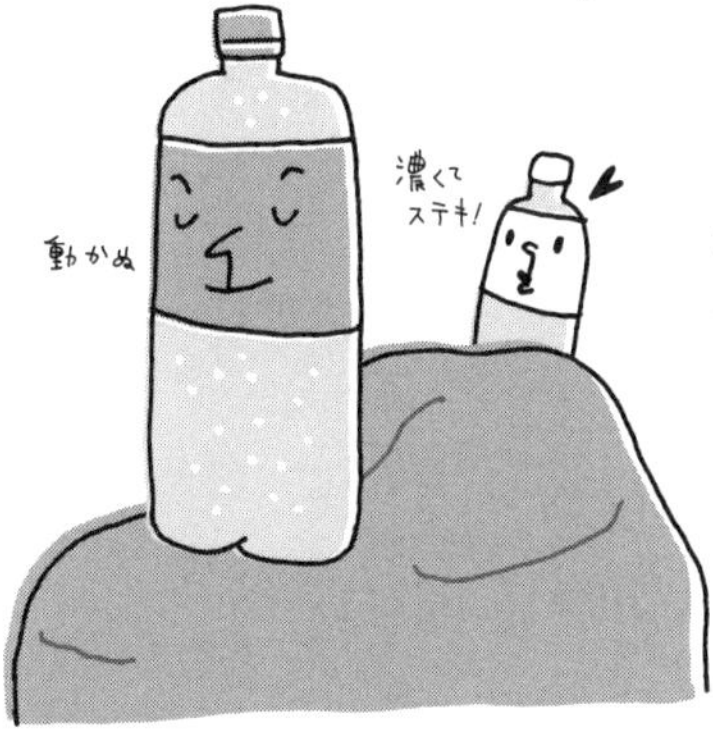

炭酸が入っている飲み物は　みんな炭酸水？

日本では炭酸飲料というと、ラムネやサイダー、コーラのように甘みのついた飲み物がお馴染みでした。しかし、今人気の炭酸水は、甘みや味のついていないピュアなもの。英語でいえば「ソーダ（ＳＯＤＡ）」、レストランでは「ガス入りミネラルウォーター」などと呼ばれるものです。

炭酸水を飲めばダイエットや健康アップに役立てることができますが、糖分入りの炭酸飲料ではその効果を期待できないどころか、糖分のせいで肥満やメタボを促進してしまう可能性が大。また、肌につけたり、入浴や掃除などに活用する場合、糖分が入った炭酸飲料ではベタベタしてしまって気持ちよく使えません。

炭酸ガス（二酸化炭素）が歯や骨に悪いという噂がありますが、虫歯の主たる原因は、炭酸飲料に含まれている炭酸ではなくて砂糖です。ノンシュガーの炭酸水であれば、心配する必要はなし。健康に、美容に、暮らしに、いろいろ役立てることができるのです。

健康に、美容に、
暮らしに役立てるなら
甘みなし、味なしの、
ピュアな炭酸水を選んで

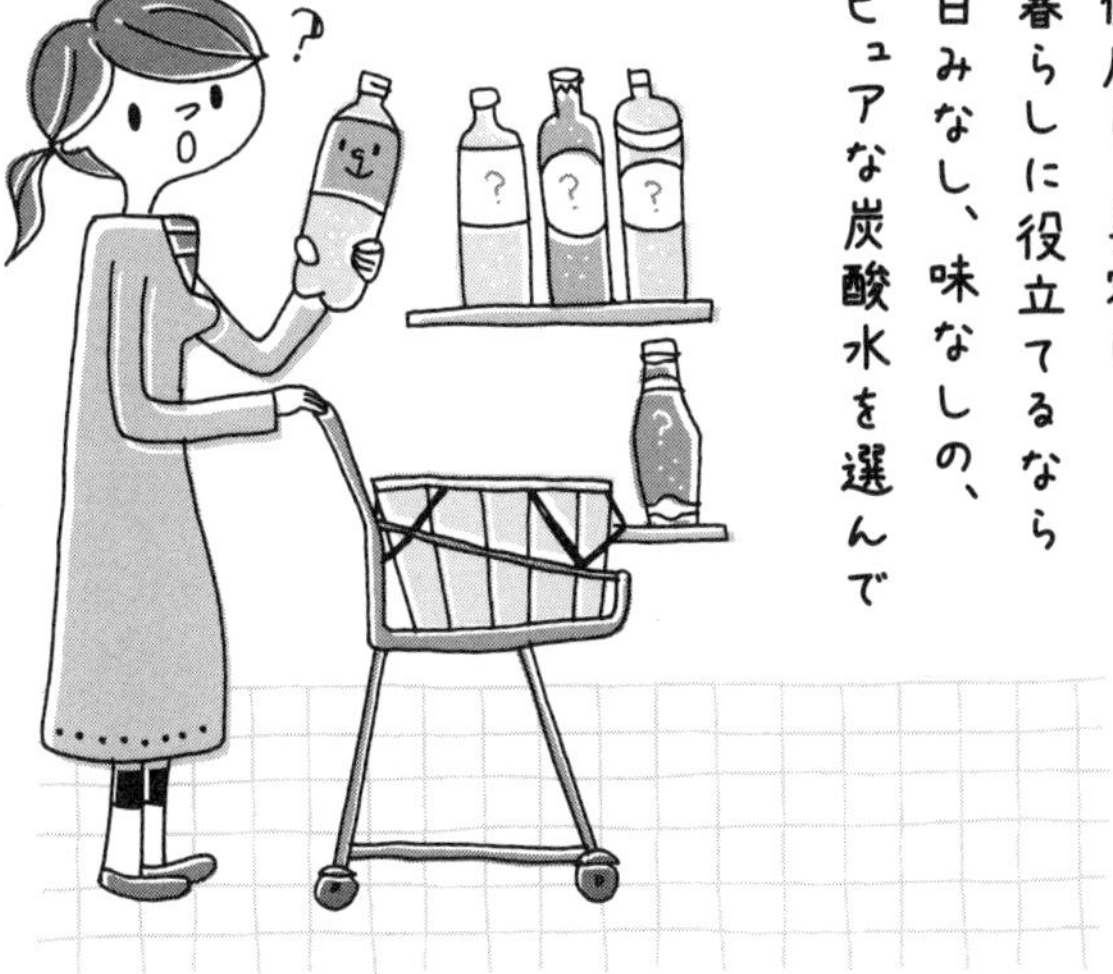

○ノンシュガーの
ピュアな炭酸水

×糖分入りの炭酸飲料
ラムネ、
サイダー、
コーラなど

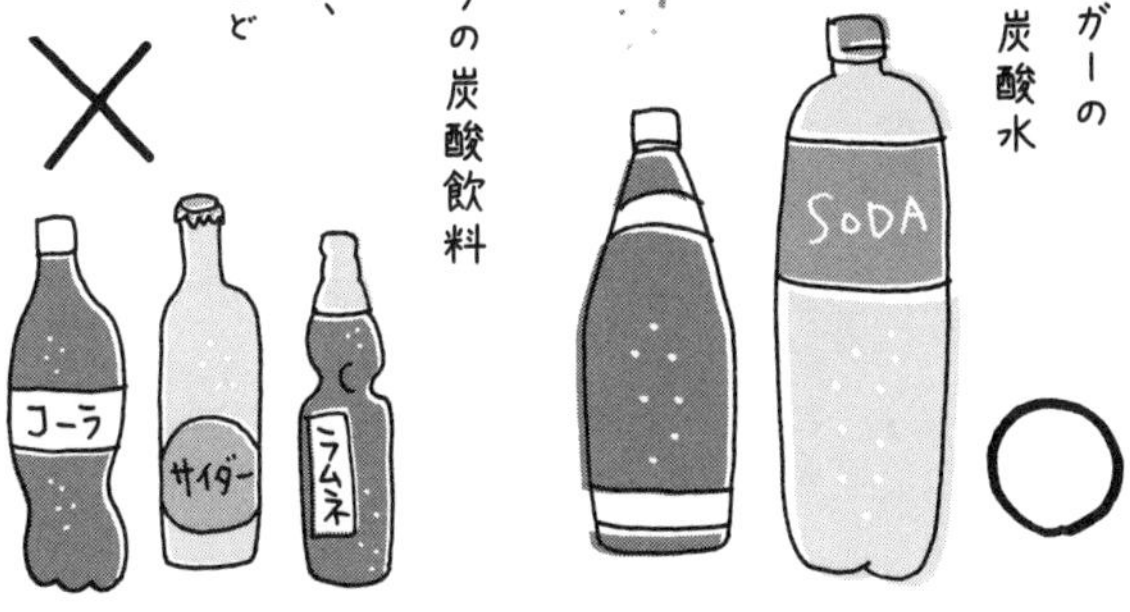

食欲増進にも、ダイエットにも。炭酸水の効果は飲み方次第

炭酸水というと、どんなときに、どのように飲むでしょう?「のどが渇いたときに」「水代わりに」「ジュース代わりに」など、いろいろあるでしょう。もちろん、炭酸水には水分を補給するという効果がありますが、シュワシュワッとした飲み心地と炭酸ガスのおかげで、さらなる効果を期待することができるのです。

たとえば、食前に飲んで、食欲増進やダイエット、朝の目覚めに飲んで便秘解消、仕事の合間に飲んでリラックス効果などなど。

飲むタイミングや飲む量、飲み方によって、さまざまな働きを引き出すことができます。また、炭酸水にレモン汁を絞るなど何かをプラスして飲めば、味が変わるだけでなく、同時にプラス効果を得られることも。

まさに、飲み方だけをとっても、工夫次第でさまざまな働きを期待できるのが炭酸水の素晴らしいところ。ダイエット飲料やサプリメントなど、たくさんそろえる前に、炭酸水の飲み方を変えると、節約効果もバツグンです。

炭酸水は
飲むタイミング、
飲む量、飲み方によって、
さまざまな効果が！

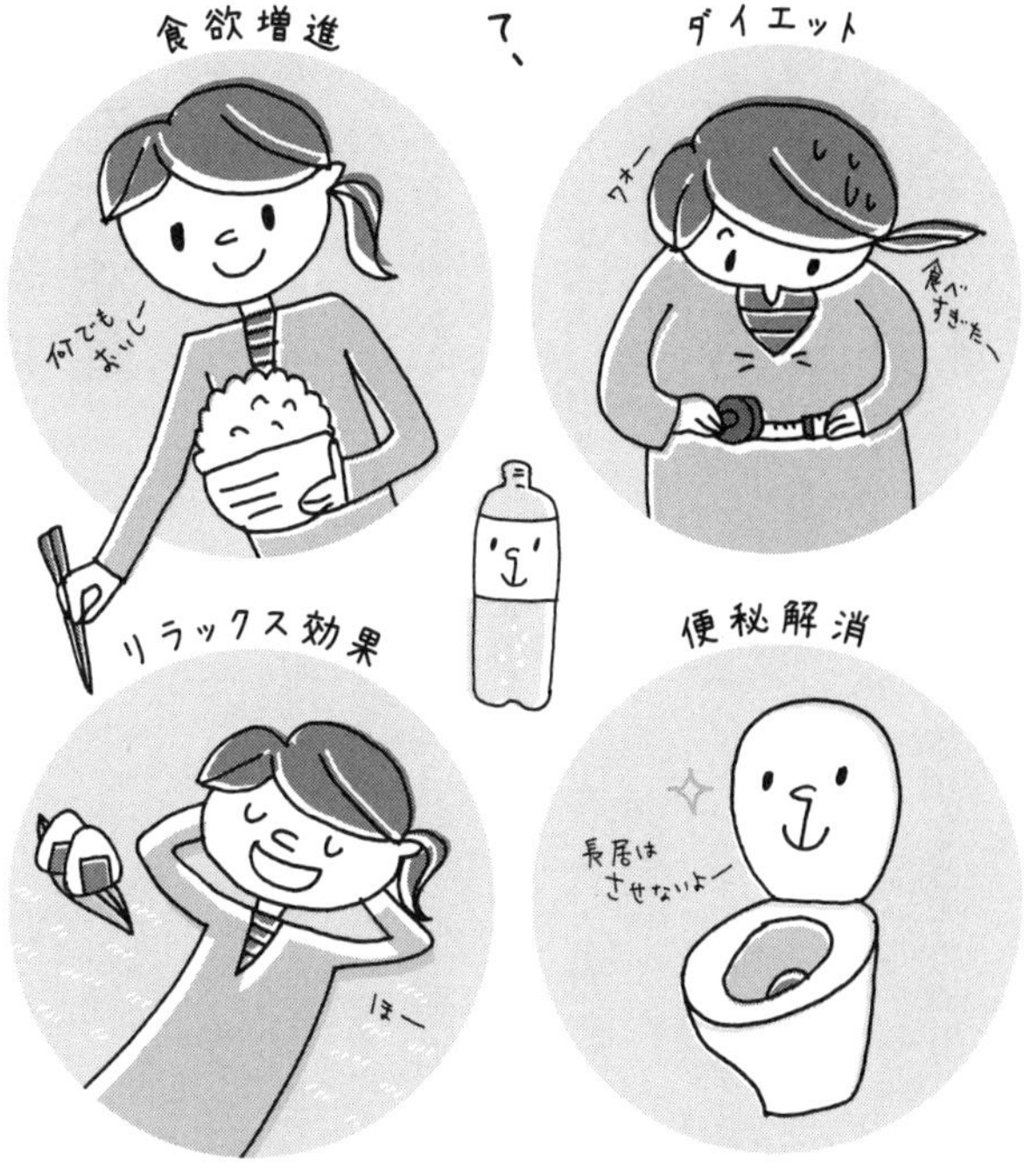
食欲増進
何でもおいしー
ダイエット
ワォー
食べすぎた～
リラックス効果
ほー
便秘解消
長居はさせないよー

／美肌づくりや健康増進に。
＼暮らしまわりでも大活躍

昔から、天然で湧いている炭酸泉は健康にいいとして、主にヨーロッパで、または日本でも活用されてきました。炭酸ガスが皮膚から吸収されて体内に入るため、血管を拡張して血液の流れをよくし、さまざまな健康効果をもたらしてくれるのです。

こうした効果を得るために、自宅でできるのが「炭酸水入浴」です。血圧を下げたり、糖尿病による血流不全を改善したり、腰痛やリウマチなどの痛みを軽くするのに役立ちます。また、美容への利用価値も大。肌や頭皮の「炭酸水パック」などによって、美肌や美へアづくりをサポートします。

さらに、いつもの料理に炭酸水を加えれば、オムレツがふっくら焼き上がるなど、料理の〝裏ワザ〟でも大活躍。炭酸水は細かい汚れを取るのが得意なので、ナチュラル素材の洗剤として、掃除や洗濯に使うこともできます。

水と炭酸ガスでできている炭酸水は、美容、健康、暮らしまわりなどへの利用も安心。飲むだけではない炭酸水の実力を、十分に使いきりましょう。

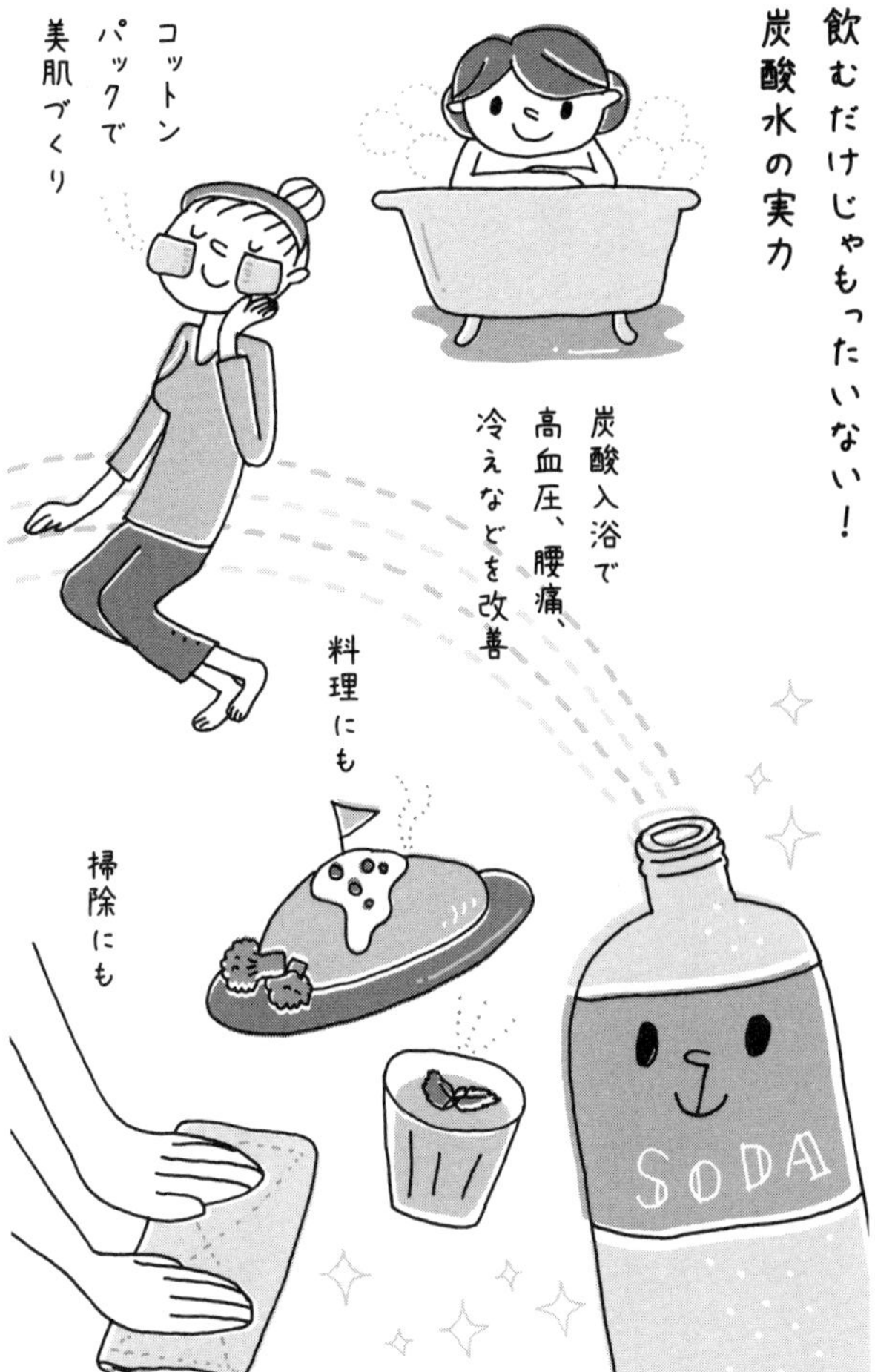
飲むだけじゃもったいない！
炭酸水の実力
コットンパックで美肌づくり
炭酸入浴で高血圧、腰痛、冷えなどを改善
料理にも
掃除にも
SODA

／味、効果、効能…
＼炭酸水選びは成分に注目して

最近は炭酸水の種類が豊富になってきたので、何を選んだらいいか迷うかもしれません。効果効能をしっかり実感したいのであれば、成分に注目してみましょう。

①ヨーロッパ産の炭酸水

ヨーロッパ産の特徴は、天然の炭酸水で、硬水ということ。ナトリウムやカルシウムなどのミネラル成分が多く含まれており、硬度が１０００mg以上という硬水もあります。ダイエットや疲労の回復などにおすすめ。

②国産の炭酸水

天然炭酸水と人工炭酸水がありますが、どちらも軟水というのが特徴。日本人には飲みやすい味です。人工炭酸水は、水（軟水）に二酸化炭素を溶かし込んで作ります。

③国産の重曹入り炭酸水

水（軟水）に炭酸水素ナトリウム（重曹）とクエン酸を加えて作った炭酸水。安価なので大量に使いやすく、重曹の効果を期待することもできます。

1 ヨーロッパ産の炭酸水

・硬水で、ミネラル成分が多い
・ダイエットや疲労の回復に

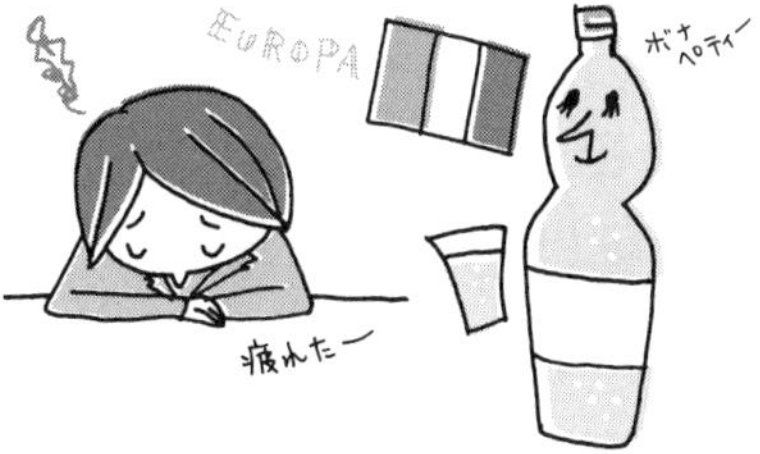

2 国産の炭酸水

・軟水で、日本人には飲みやすい味

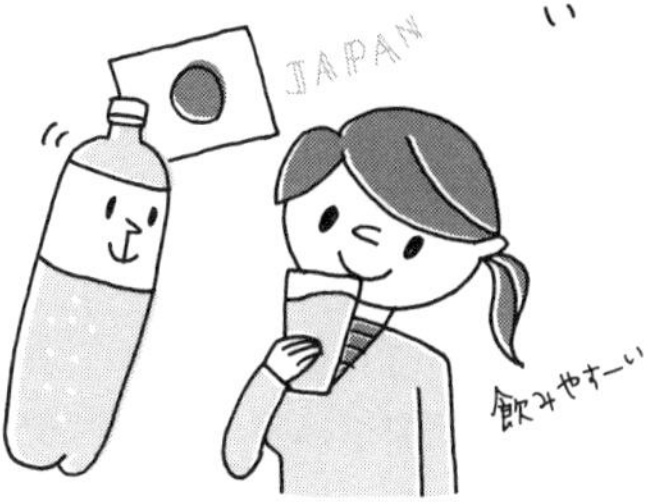

3 国産の重曹入り炭酸水

・安価なのでたくさん使うときに
・重曹の効果が期待できる

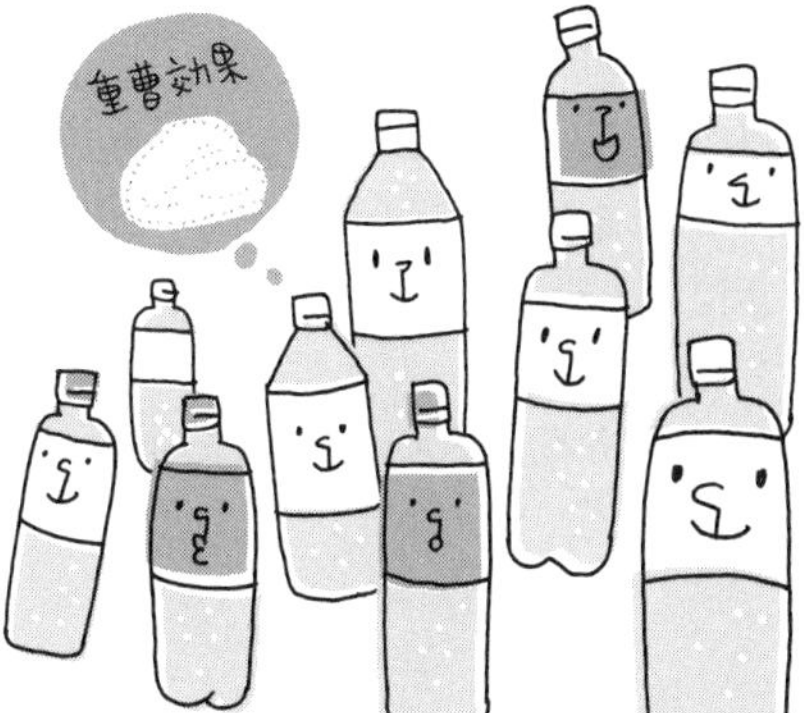

column

下痢、胸やけを起こしやすい人は注意。1回に飲む量は500㎖まで

炭酸水を飲むと炭酸ガスによって胃腸が刺激されるので、もともとお腹が弱い人や便秘や下痢を繰り返すタイプの人は、お腹をこわすことがあります。あまり冷やさないで常温で飲んだり、飲む量を調節したりして、うまく炭酸水と付き合ってください。

また、炭酸水を飲むと胃の働きが活発になるため、胃酸が分泌されます。胸やけは胃酸が逆流することによって起こるので、胸やけしやすい人は注意。

炭酸の強さはメーカーによって違い、微炭酸の炭酸水もあります。自分に合ったものを見つけるのも一案です。

炭酸水は水と炭酸ガス（二酸化炭素）でできている害がない飲み物ですが、一度に1.5ℓ以上飲むのはやめましょう。血液中の炭酸ガスが一気に増えるので、炭酸酔いという、まるで酔っぱらったような状態になることがあります。しばらくすれば治りますが、一度に飲む量は500㎖までにします。

「炭酸水」の健康パワーを使いきる！

第1章

＼ダイエット効果を求めるなら
常温の炭酸水を食前にたっぷりと

お腹が空いたときに炭酸水を飲むと、ちょっと満たされた気分になるのは、シュワシュワッとした泡のせい。胃の中で炭酸ガスが気泡化するので、水の量に炭酸ガスの量がプラスされて満腹感を得られるのです。

実験データによると、炭酸水を５００㎖飲むと胃袋はパンパンにふくれて、ほとんど収縮しないことがわかっています。つまり、もう食べ物が入る余地がないということ。脳にある満腹中枢が刺激されて、食欲がわきません。

しかし、実際に５００㎖の炭酸水を飲むのは大変なので、ダイエット中の食事会など、ここぞというときだけの対処法にとっておきましょう。

ふだんは、食前に３００㎖ぐらいを飲めばＯＫ。このときに気をつけたいのは、炭酸水を冷やさず、20～25℃くらいの常温で飲むこと。冷やすと反対に食欲を刺激してしまうので（36ページ参照）、「食前に常温で３００㎖」がダイエット効果を引き出すポイントです。常温で飲みづらければ、糖分を含まない果汁などで味つけしても。

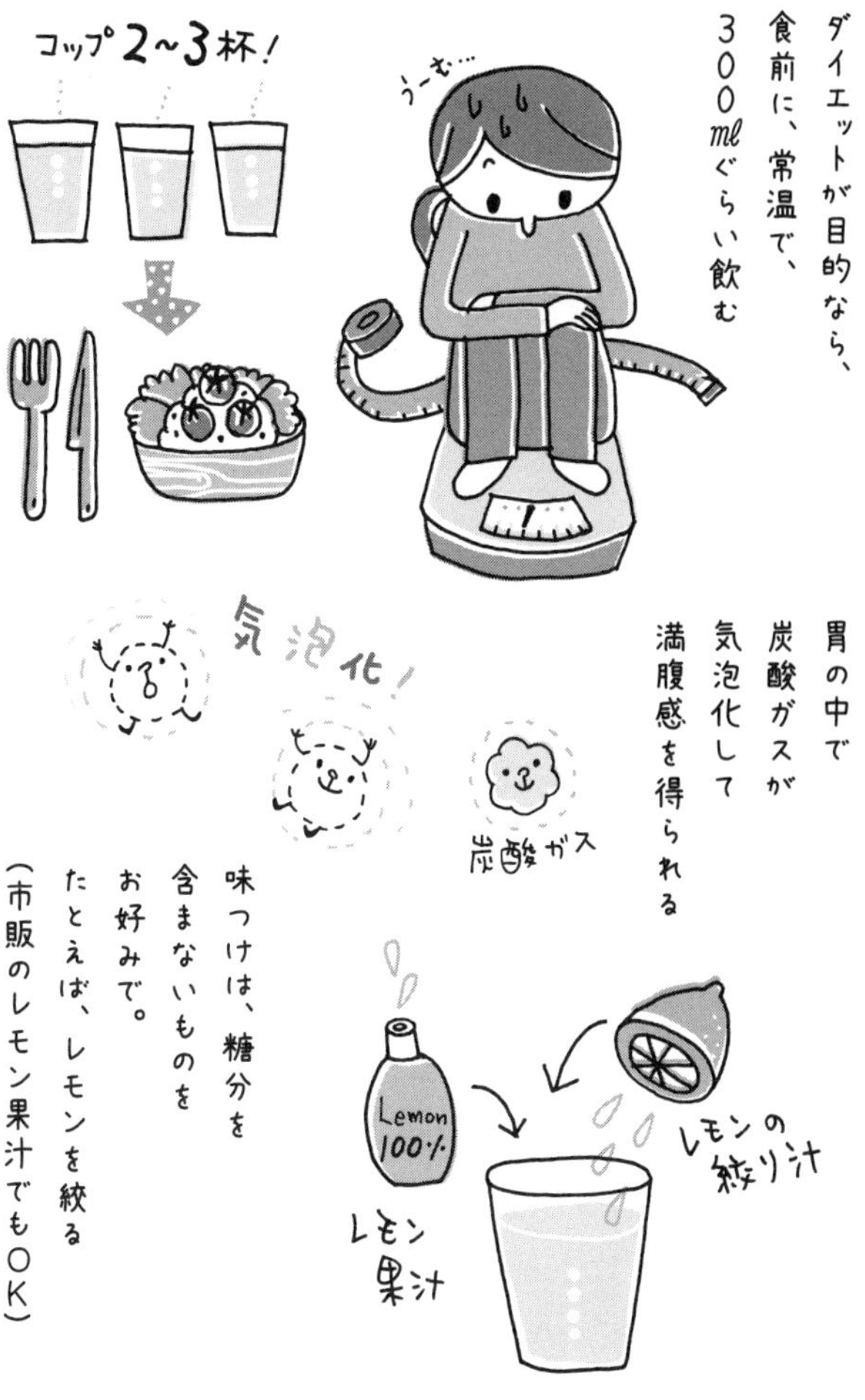
ダイエットが目的なら、
食前に、常温で、
300mlぐらい飲む
コップ2~3杯！
うーむ…
胃の中で
炭酸ガスが
気泡化して
満腹感を得られる
気泡化！
炭酸ガス
味つけは、糖分を
含まないものを
お好みで。
たとえば、レモンを絞る
（市販のレモン果汁でもOK）
Lemon
100%
レモン果汁
レモンの
絞り汁

／ビール代わりに
＼炭酸水でのどを潤してダイエット

ダイエット中だとわかっていても、仕事終わりのビールをやめるのは至難の業、という人も多いでしょう。もちろん、コップ1杯でやめられればいいのですが、アルコールが回ると脳の神経がマヒするため、1杯で終わらないのが難点です。しかも、食前のビールは、食欲にひと役買ってしまいます。

そこで、炭酸水の活用です。ビールを飲みたくなるのは、アルコールを欲しているというより、のどが渇いているので水分補給をしたい、ビールの炭酸効果で爽快感を得たいという理由も大きいはず。

だから、キンキンに冷やした炭酸水をグイッと飲めば、同様の効果が得られるというわけです。もちろんビールだけでなく、シャンパンや缶チューハイ、ハイボールなど、スパークリング系のお酒の代用として、炭酸水は優れもの。カロリーゼロなので安心して飲めますし、炭酸水はたくさん飲むほど食欲を抑えるというダイエット効果があるので一石二鳥です。

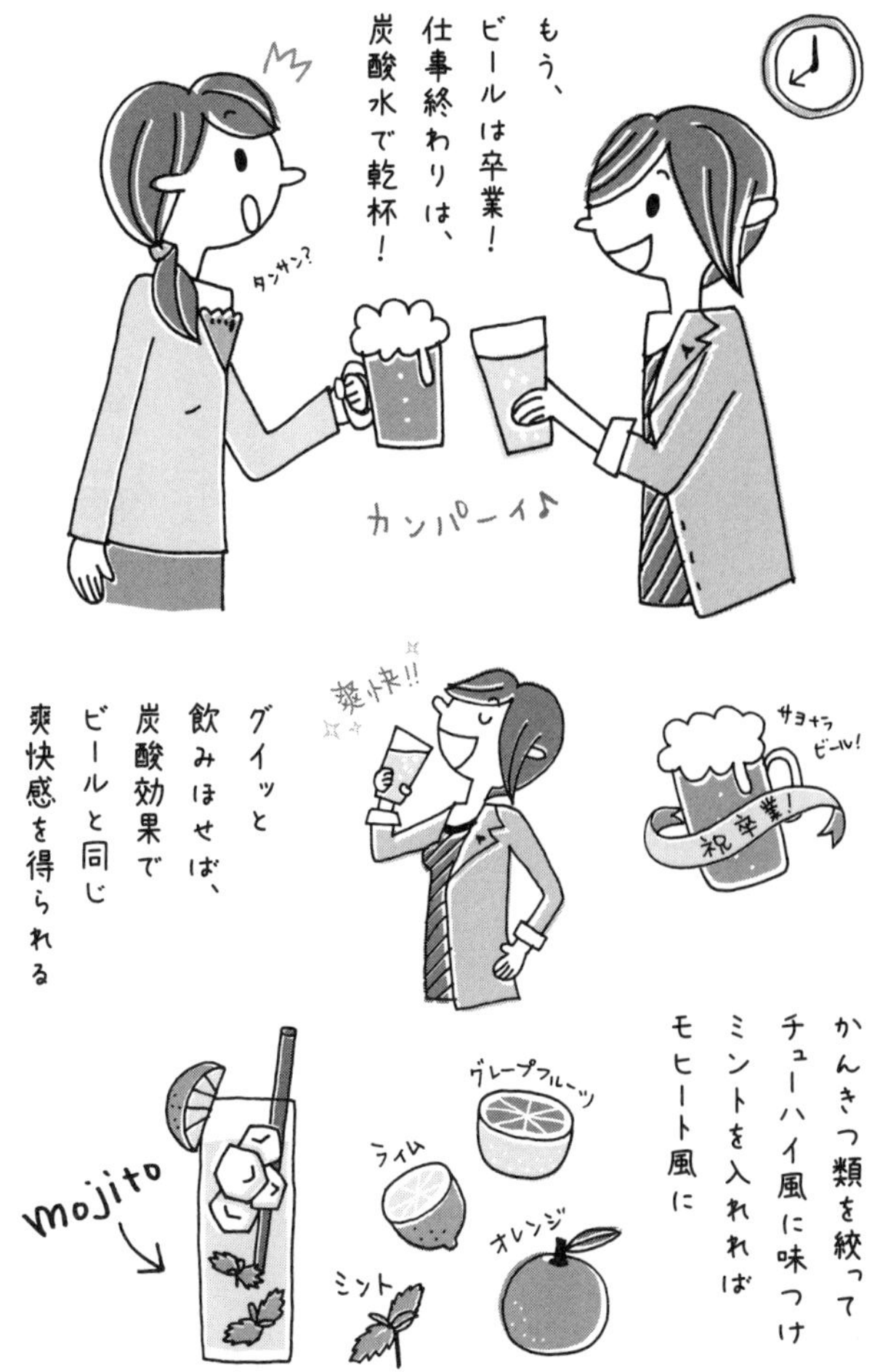
もう、
ビールは卒業！
仕事終わりは、
炭酸水で乾杯！
タンサン？
カンパーイ♪
グイッと
飲みほせば、
炭酸効果で
ビールと同じ
爽快感を得られる
爽快!!
サヨナラビール！
祝卒業！
かんきつ類を絞って
チューハイ風に味つけ
ミントを入れれば
モヒート風に
グレープフルーツ
ライム
オレンジ
ミント
mojito

ダイエット効果を狙うなら、ミネラル豊富な硬水の炭酸水を選ぶ

硬水でも軟水でも炭酸水としての効果は変わりませんが、よりスムーズにダイエットしたいときは、硬水の炭酸水をチョイスするのも手です。

硬水というのは、カルシウム、マグネシウム、カリウムといったミネラルが豊富に含まれている水のこと。これらは現代の食生活では不足しがちな栄養素なので、硬水の炭酸水を飲んで補うと、栄養のバランスがよくなり、代謝がスムーズになるというメリットがあるのです。

また、日本の水（水道水や国産のミネラルウォーター）は軟水なので、私たち日本人は硬水に慣れていません。そのため、硬度が高いものを飲むとお腹がゆるくなりやすく、それが便秘の人にとってはお通じをよくする効果になるのです。

硬水といっても、硬度が３００（mg／ℓ）程度の低いものから、上は１４００（mg／ℓ）という高いものまでさまざま。自分の体質や味の好みに合わせて、硬水の炭酸水を取り入れてみるといいでしょう。

日本の炭酸水は軟水、
ヨーロッパ産の
炭酸水は主に硬水

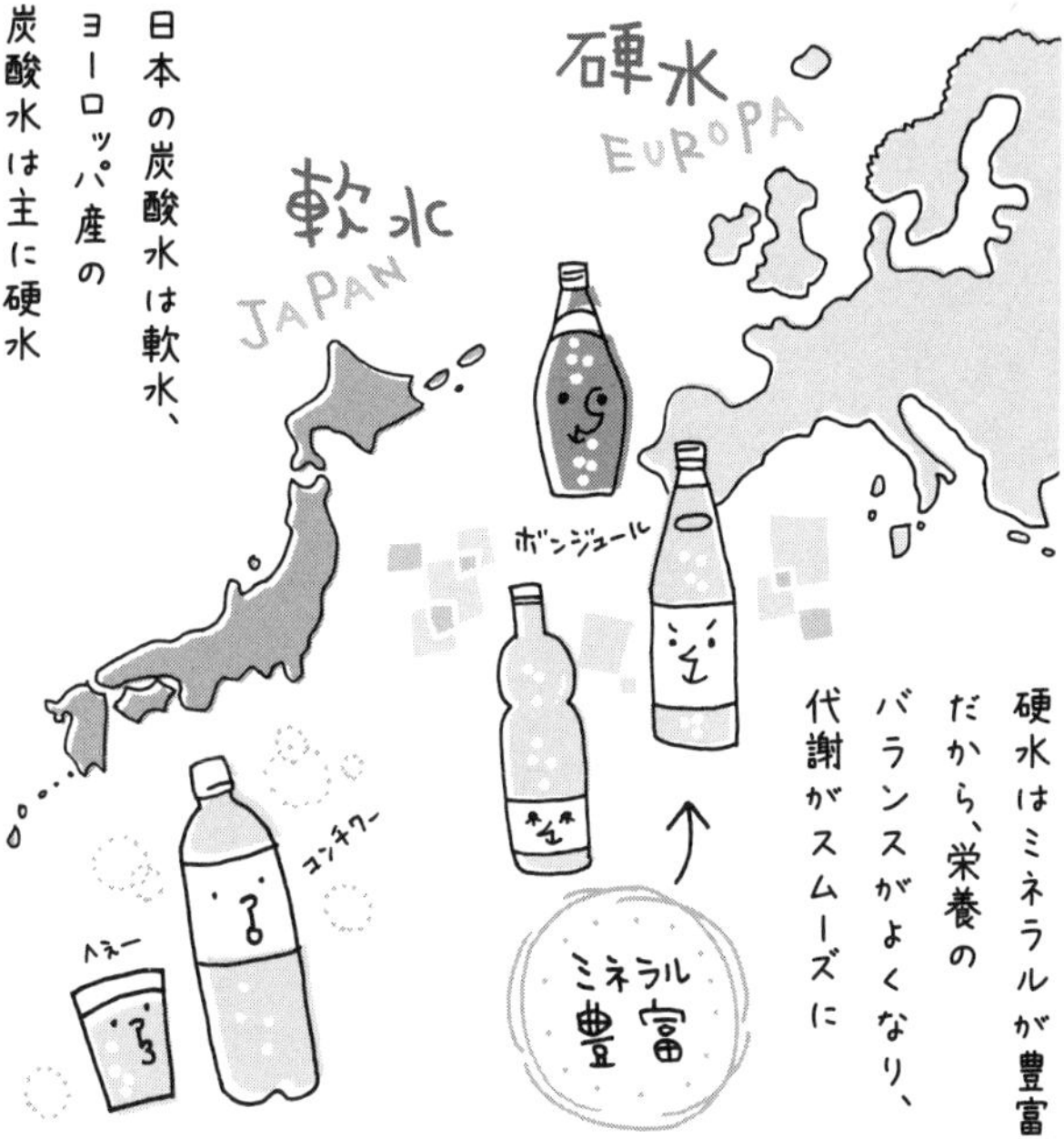
硬水
EUROPA
軟水
JAPAN
ボンジュール
コンチワー
ヘえー
ミネラル
豊富

硬水はミネラルが豊富。
だから、栄養の
バランスがよくなり、
代謝がスムーズに

お腹を
こわしやすい人は、
硬度が低いものから
試してみましょう

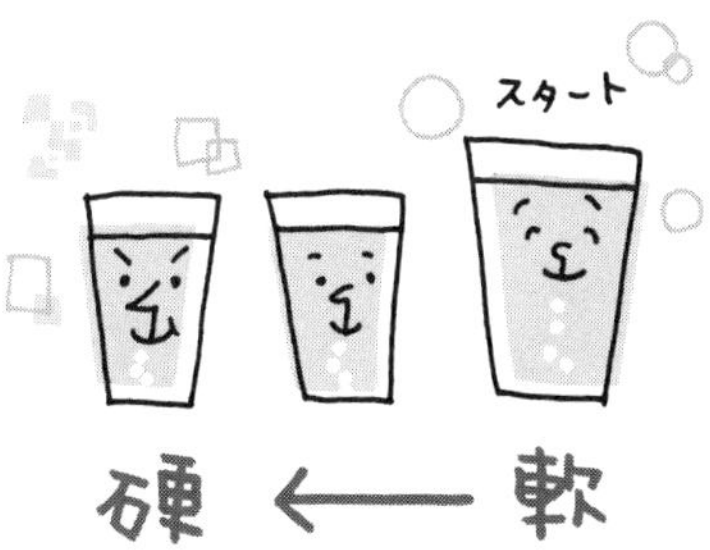
スタート
硬
軟

朝の目覚めに飲んで便秘を解消

朝起きたら、まずコップ1杯の水を飲むことを習慣にしている人も多いでしょう。体内の水分は寝ている間も汗となって失われているので、朝イチの水分補給は健康のための理にかなっています。

では、その水を炭酸水に変えたらどうでしょう？　水分補給になることはもちろん、さらに炭酸ガスの刺激によって胃の血流がよくなって動きが活発になり、それが腸に伝わって便秘を解消する効果も得られるのです。

快便を実感するには、冷蔵庫でキンキンに（4℃程度）冷やした炭酸水を、100～150㎖くらい飲むこと。4℃程度の炭酸水には炭酸ガスが高濃度で含まれているため、胃腸を刺激して、ぜん動運動を活発にする効果が高いのです。ただし、炭酸水はたくさん飲むと胃の動きが弱まるので、少量飲むというのがポイントです。

また、効果がてきめんすぎて、胃腸が弱い人は下痢を起こしてしまうことも。その場合は、炭酸水を常温にして少量飲むなどの工夫で、効果を調整しましょう。

朝起きたら、よく冷えた炭酸水を100〜150㎖

これで毎朝、快便に！

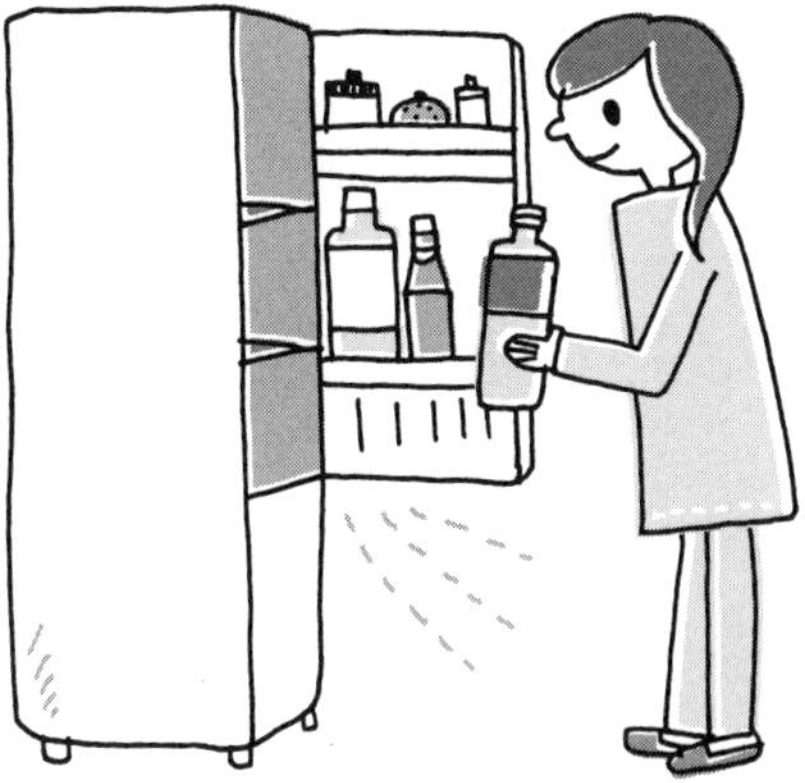

100〜150㎖は、口いっぱいに含んで2〜3口。

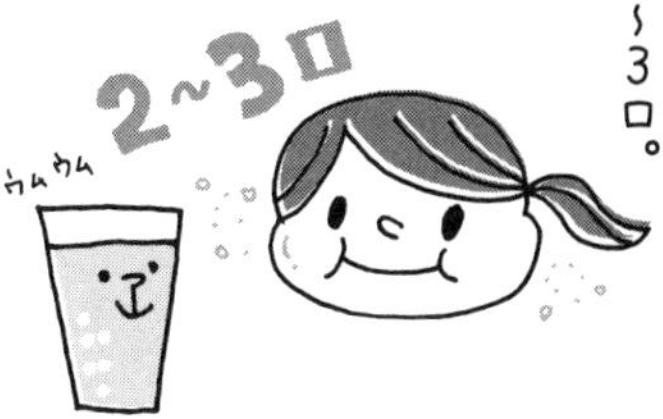

炭酸ガスの刺激で胃が動き出し、それが腸に伝わって便秘を解消する効果が得られる

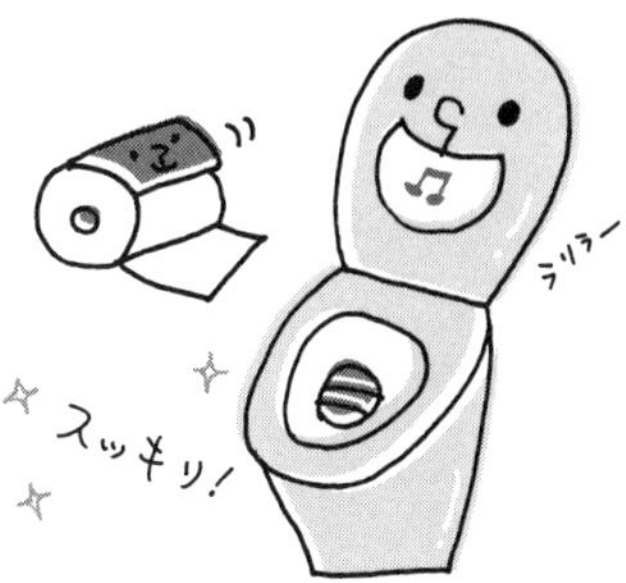

胃腸の調子がイマイチのときは、食前の炭酸水で食欲増進、消化もアップ

疲れて食欲がわかない、でも食べなければバテちゃうし……というとき。または、もともと胃腸が弱い体質の人、高齢になって食欲が落ちてしまったという人などにもおすすめなのが、食前の炭酸水です。

食前酒といって思い浮かぶのはビールやシャンパンですが、こうした炭酸入りアルコール飲料も、元をたどれば食欲を増進させるという健康のための目的があるのです。もちろんビールやシャンパンもいいけれど、ノンアルコールの炭酸水ですっきり食欲を増進させてはいかがでしょう?

朝起きると胃がもたれていて食欲がない、だから、朝食抜きという人にも、食前の炭酸水が効果を発揮します。

食欲を増進させるには、食前に炭酸水を100〜150㎖くらい(コップ1杯程度)飲むのがコツ。たくさん飲む必要はありません。というのも、炭酸ガスが胃を刺激す

ることが大事なので、量は関係ないのです。

炭酸水を飲むと、胃壁から炭酸ガス（二酸化炭素）が浸透し、胃の血管を拡張して、胃のぜん動運動を活発にしてくれます。炭酸ガスが胃壁に浸透するのは、炭酸水に溶けている炭酸ガスの濃度が、胃壁の細胞の濃度より高いから。濃度の高いものと低いものが接すると、濃度勾配の法則によって、自然に高いほうから低いほうへ混ざっていくのです。

そして、細胞内に入った炭酸ガスが血管に到達すると、その部分に急に炭酸ガスが増えるので、細胞は酸素が足りなくなったと勘違いし、酸素をもっと送ってもらうよう血管を開かせるという反応をするのです。

結果、胃の血流がよくなって胃が活発に動き出し、脳の中枢神経が刺激され、食欲がわいてくるというわけです。

また、胃の血管が開いて血行がよくなると、胃とともに腸の動きも活発になるため、消化・吸収が促進されるという効果もあります。

胃腸の働きが弱って食欲が落ちているときは、まず、きちんと食べること。そして、必要な水分や栄養を消化・吸収し、不要な老廃物はさっさと排泄できる体に戻しましょう。

ペットボトル入りの炭酸水には、炭酸ガスが3000～6000ppmの高濃度で溶け込んでいます。飲んで胃の中に入ると体温によって温められるので、濃度は1000ppmぐらいに下がりますが、1000ppmもあれば十分高濃度で、胃を刺激します。

食前にコップ1杯（100～150㎖）の炭酸水を飲むだけで、食欲がわいてくるのを実感できるはず。炭酸水は冷えていても、常温でも構いませんが、冷やしたほうが爽快感を得られるのでおすすめです。

ただし、たくさん飲んでしまうと、炭酸水でお腹がいっぱいになってしまうので、食欲を増進したいときには逆効果なので気をつけて（つまり、たくさん飲めばダイエット効果になるわけです↓28ページ参照）。

食欲がないときは、
食前に炭酸水を飲んで
胃を刺激する

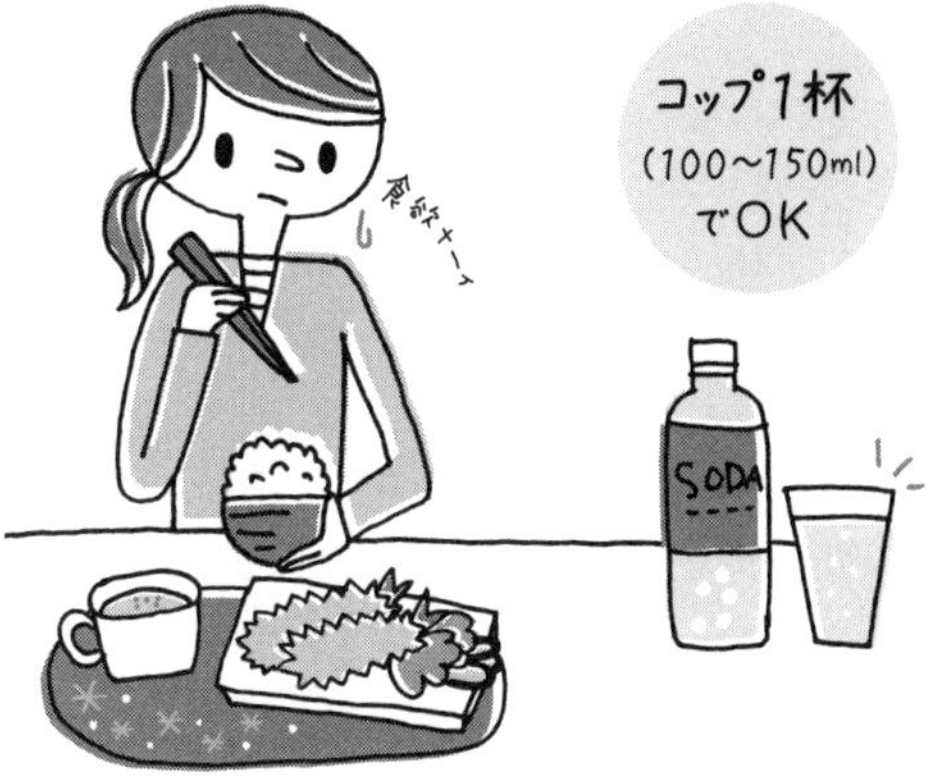
コップ1杯
(100~150ml)
でOK
食欲ナーイ
SODA

朝、食欲がないときも、
コップ1杯の
炭酸水がおすすめ

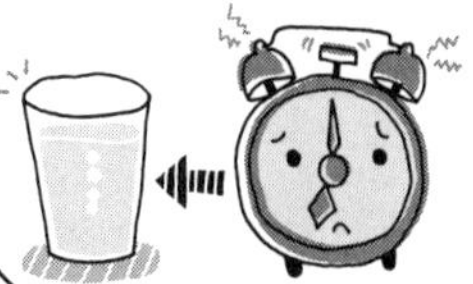

炭酸水を飲むと、
胃壁から炭酸ガスが浸透し、
胃の血管を拡張して、
胃のぜん動運動が活発になる

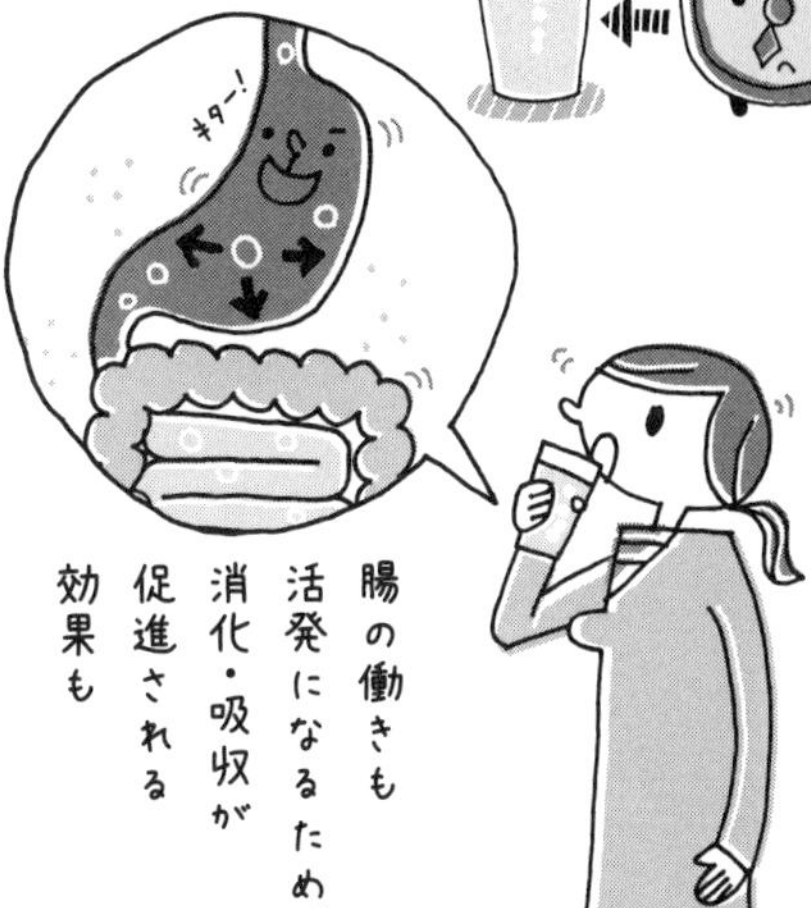
キター!

腸の働きも
活発になるため、
消化・吸収が
促進される
効果も

仕事の合間に炭酸水を飲んでストレス解消

仕事中にホッとひと息つきたいとき、何を飲んでいますか？　コーヒー、スポーツドリンク、ミネラルウォーターなど、人によって好みや選ぶポイントはそれぞれでしょう。でも、ストレスを解消したいなら、炭酸水がぴったりです。

というのも、炭酸水のもつ「のど越しの爽快感」がリラックスに効果的だということが実験で証明されているからです。のどの爽快感が脳に届くと、副交感神経が優位になって、一瞬にしてリラックスモードにチェンジできるのです。

だから、仕事でイライラしたとき、大事な仕事を終えてホッとしたいときなどに炭酸水を飲み、ひとときの間、頭と体をゆるめてあげましょう。この場合は、ちょっとした気分転換なので、水分補給も兼ねて、１００～２００㎖ぐらい飲めばＯＫ。

ちなみに、コーヒーに含まれるカフェインは脳を戦闘モードに切り替える効果があるので、仕事にガンガン集中したいときはコーヒーを飲み、ひと息つきたいときは炭酸水といったように飲み分けるのも賢い方法です。

イライラしたとき、
疲れを感じたときに、
炭酸水でリフレッシュ

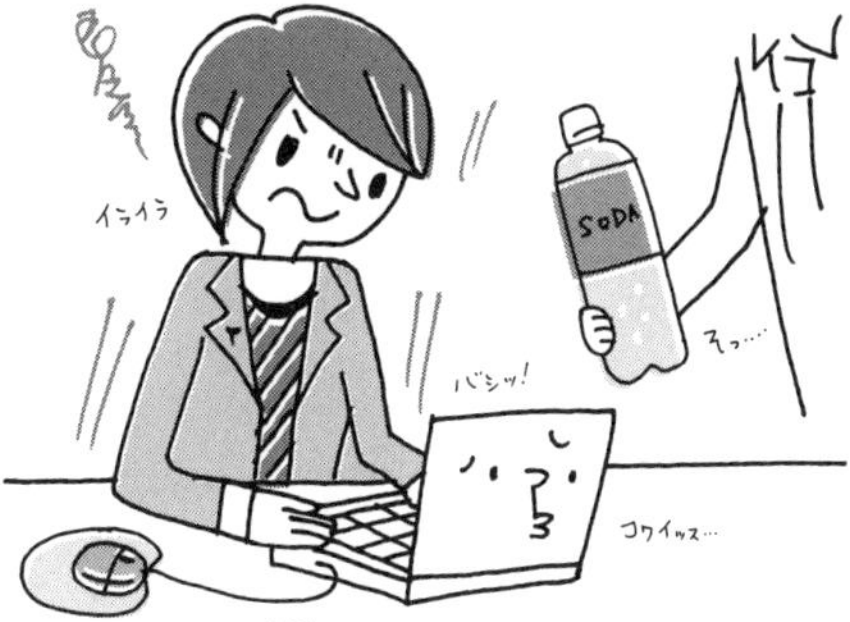

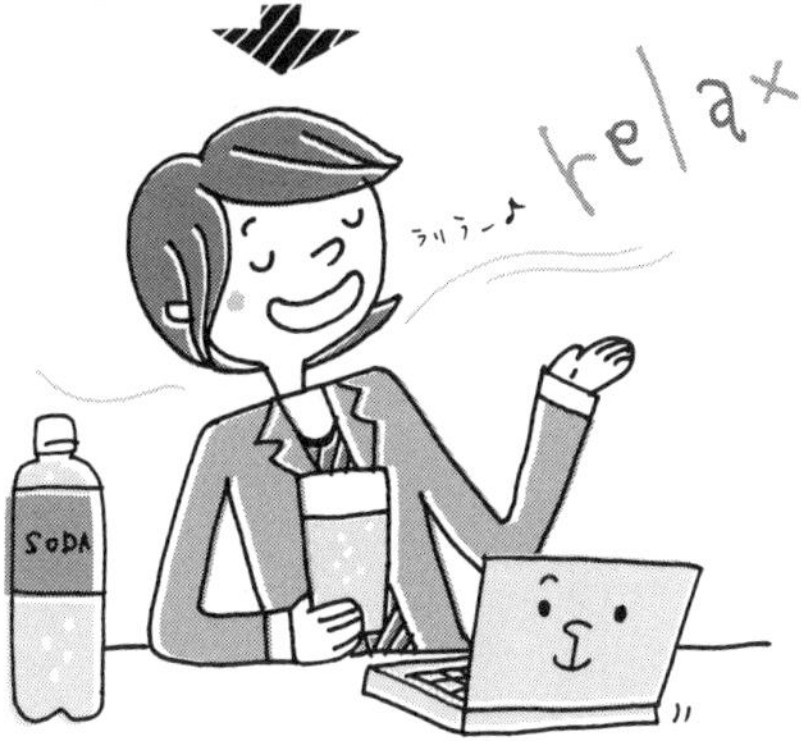

「のど越しの爽快感」で、
副交感神経が優位に。
一瞬でリラックスモードに
チェンジ！

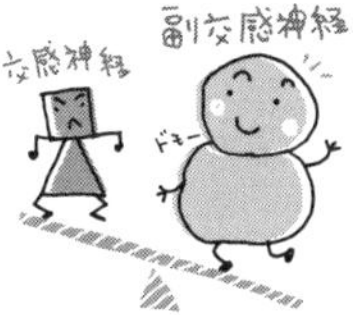

薬でも
サプリメントでも
ないので、
好きなときに、
何回飲んでもＯＫ

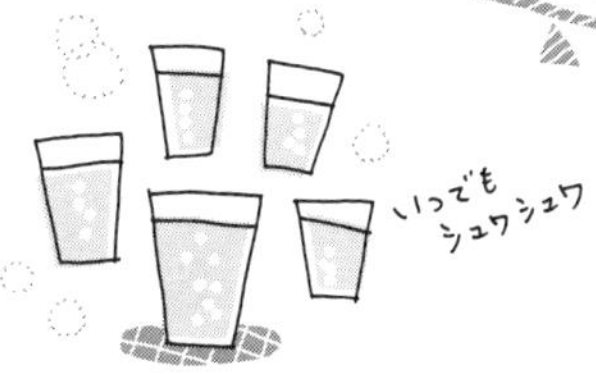

＼入浴後の水分補給に、
眠りモードへの切り替えに

お風呂にゆっくりつかって汗をかくと、気分はさっぱり。一日の疲れがとれて、心も体もリラックスします。でも、お風呂上がりの水分補給にミネラルウォーターを飲んでいるなら、ちょっと残念。

そこで炭酸水を飲めば、炭酸ガスの効果で胃の血管が拡張するので、水分の吸収力がグンとアップするのです。さらに、シュワーッとした爽快感から副交感神経が優位になって、自然と眠りモードに切り換えられるのです。

お風呂上がりのビールがやめられないという人は、炭酸水に変えるとダイエットにも役立ちます。また、ついついアイスクリームに手が伸びてしまうという人は、冷やした炭酸水に味つけをして、冷たさとほんのりとした甘みを味わっては。

ただし、寝る直前に飲むと、炭酸ガスが胃にたまってゲップが出やすくなり、安眠を妨げてしまう可能性も。飲むなら、お風呂上がりがベスト。そこで気分を切り替えて、入眠準備のきっかけにしましょう。

お風呂上がりの一杯に炭酸水。
副交感神経が優位になって、
自然と眠りモードに
ビール代わりにもなって
ダイエットに

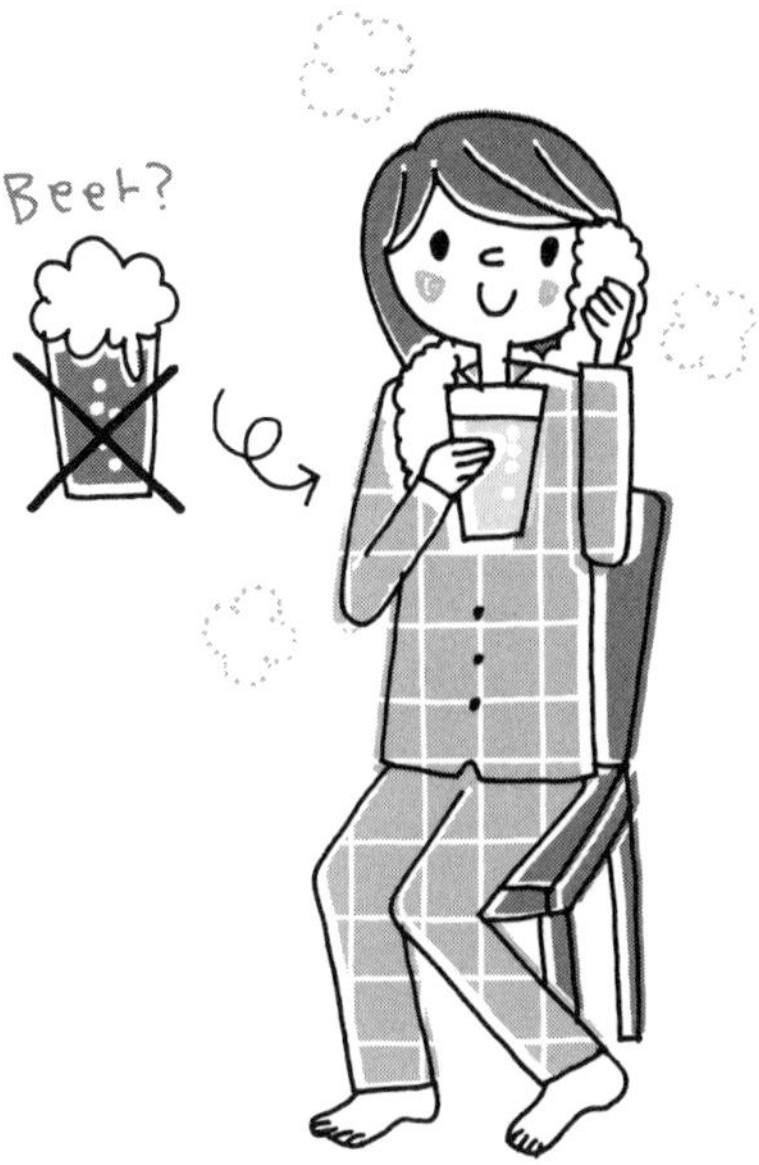
Beer?

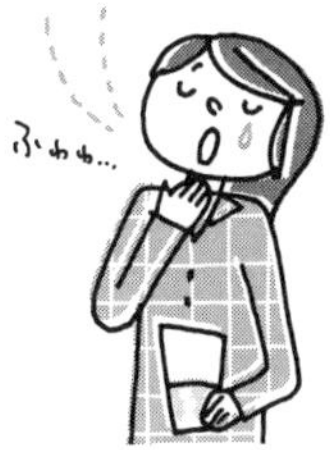

甘みが欲しい人は、
炭酸水を
スポーツドリンクで割ると、
手軽にヘルシーで、
ほんのり甘い
ドリンクが出来上がり！

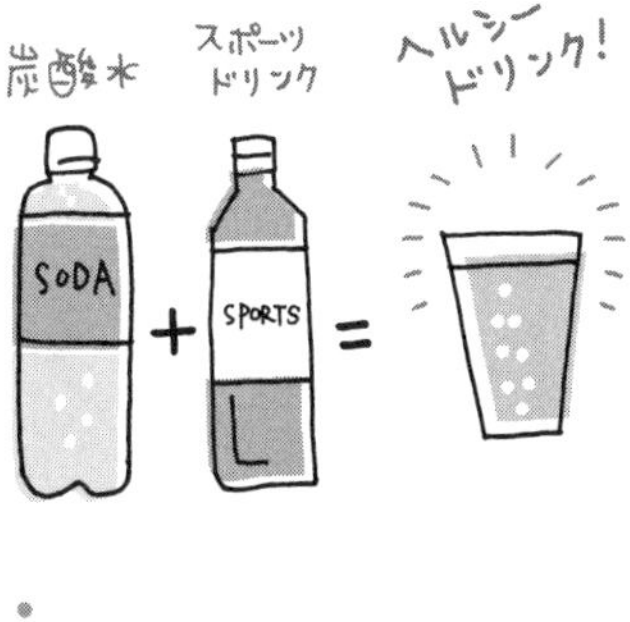
炭酸水
スポーツドリンク
ヘルシードリンク！
SODA
SPORTS

＼飲み会ではお酒と炭酸水の交互飲みで
＼飲みすぎ＆二日酔いを予防

「飲み会だけど、明日も仕事だからほろ酔いにとどめたい」というとき、または、飲みはじめると、ついピッチが早くなって飲みすぎちゃうという人におすすめなのが、お酒と炭酸水の交互飲みです。

もちろん、水と交互に飲んでもいいのですが、炭酸水は胃腸の吸収力を高める働きがあるのでモアベター。アルコールの吸収が早くなるため、いつもより少ない量で酔った気分を味わえ、水分補給されるので、体外にアルコールを排出するスピードも早まるのです。

飲み会の席では盛り上がって、あとはすっきり。アルコールの摂取量が少なくなるので、ダイエットにもつながります。

ただし、レストランや居酒屋で炭酸水をオーダーすると有料になるので、懐具合と相談して。家飲みの飲み会では、お気に入りの炭酸水を持参して、楽しく盛り上がってはいかがでしょう。

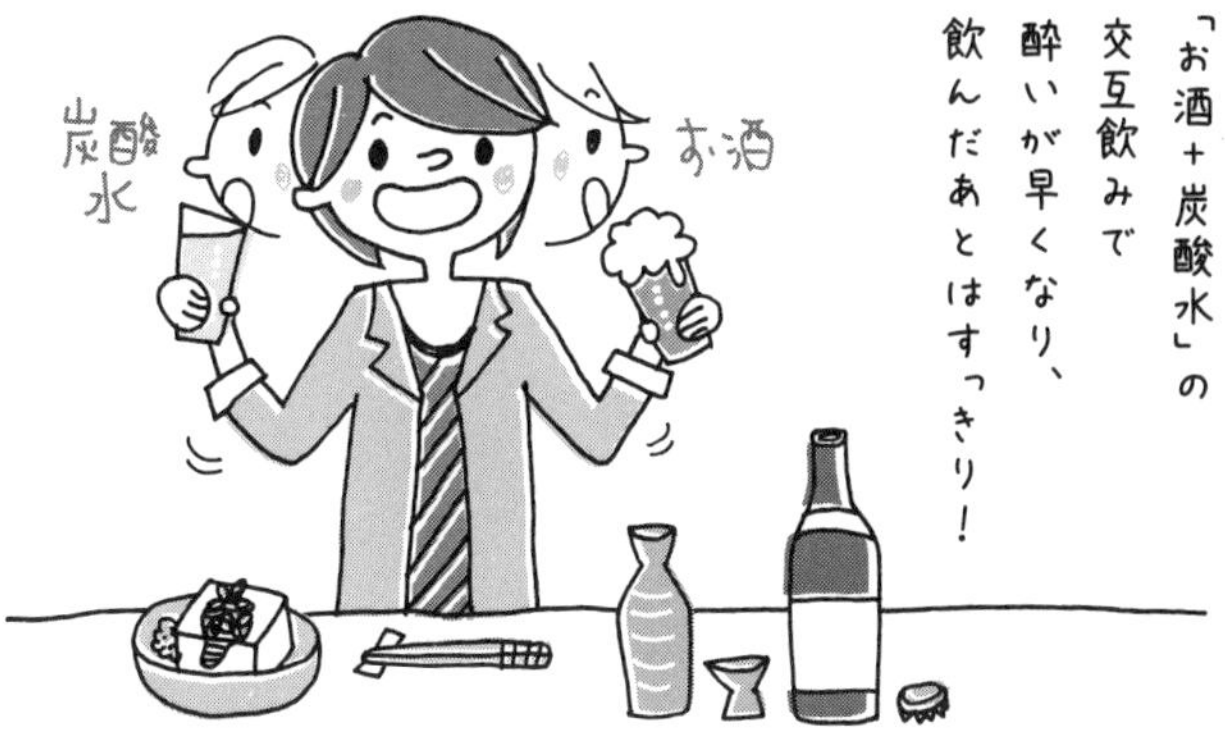
「お酒＋炭酸水」の交互飲みで
酔いが早くなり、
飲んだあとはすっきり！
炭酸水
お酒

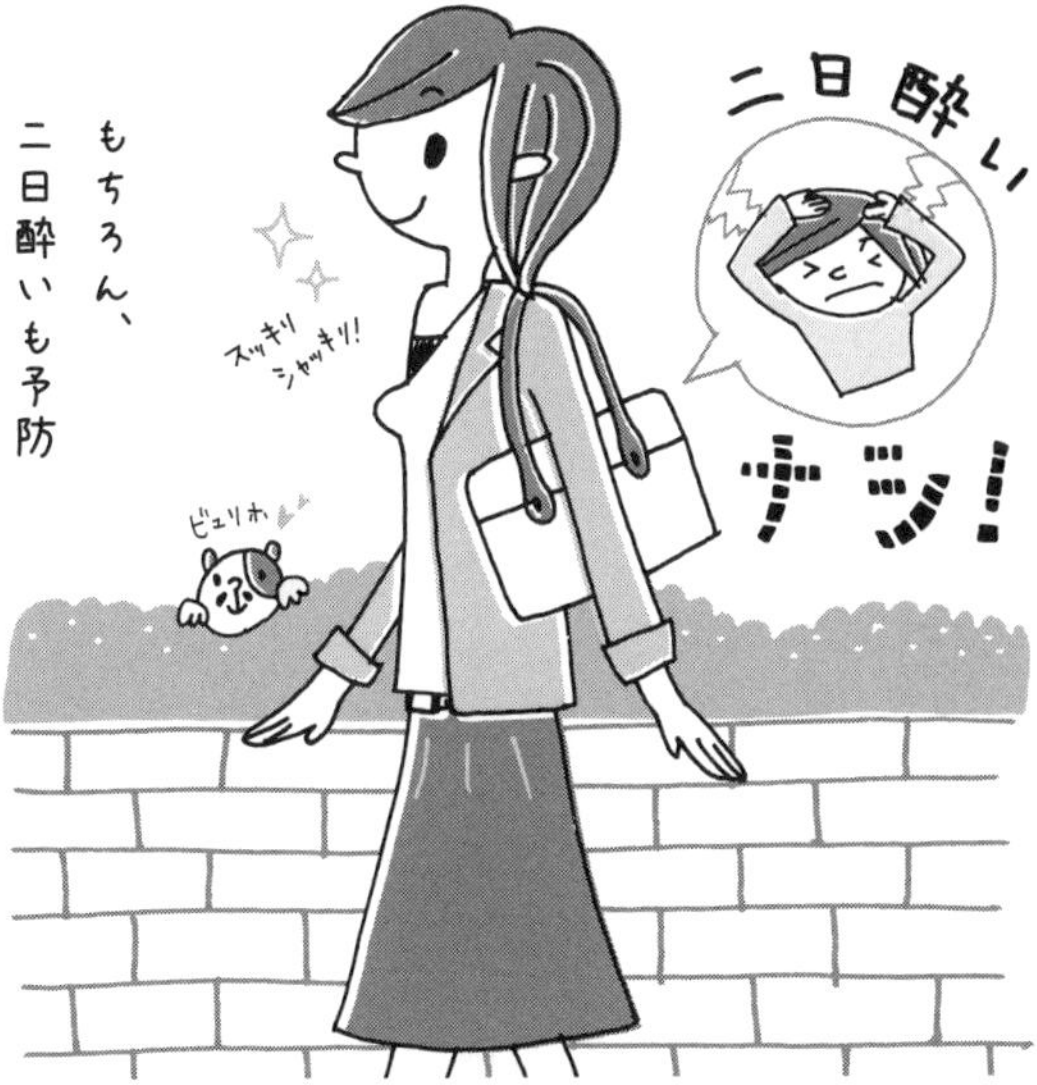
もちろん、
二日酔いも予防
二日酔い
ナシ！
スッキリ シャッキリ!

＼素早い水分補給といえば炭酸水。／
熱中症の予防にも効果アリ！

最近は、水分補給というと、スポーツドリンクやアイソトニック飲料などがはやっています。でも、ヨーロッパでは昔から、脱水症状の予防や解消に、炭酸水が使われてきました。

炭酸水を飲むと、胃腸の血管が開いて動きが活発になるので、どんどん水分を吸収してくれます。真水の吸収率は低いということが知られていますが、炭酸水であれば、素早く水分補給ができて、熱中症の予防や解消にも効果があるといわれています。

暑い夏場であれば、熱中症対策に炭酸水を活用しましょう。もちろん、夏以外の季節でも、寝起きや日中の水分補給は大事です。炭酸水はスーッと吸収されるうえ、スポーツドリンクのように甘みがなく、シュワシュワしているので、口の中がさっぱりします。水分補給のために飲むのであれば、冷やさなくてもＯＫ。冷たいものは体が冷えるので、飲み物は常温でという人は、炭酸水も常温で飲みましょう。

熱中症予防のために、炭酸水をこまめに飲む

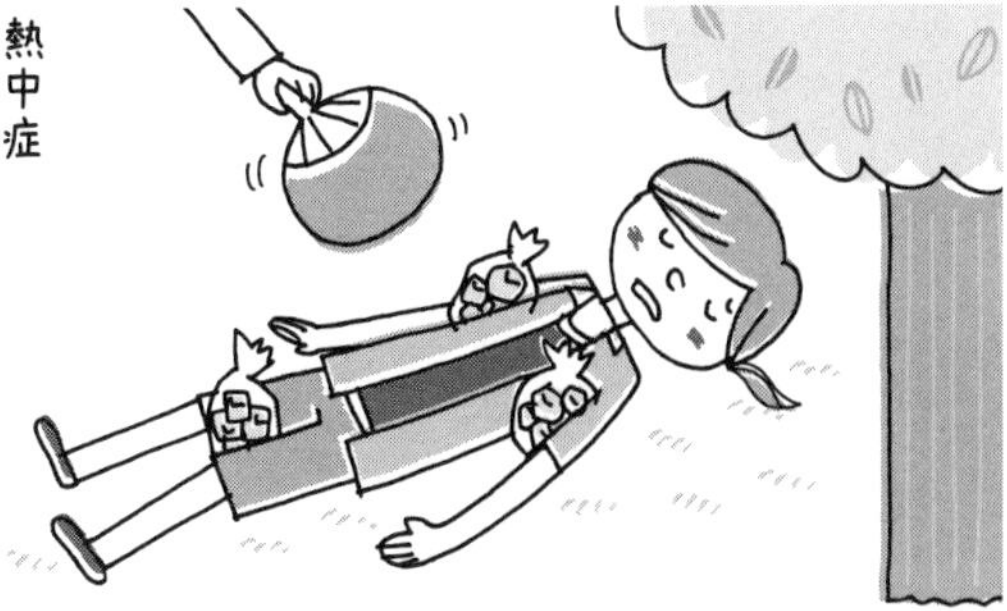

炭酸水の吸収率は高いので、素早く水分補給ができる

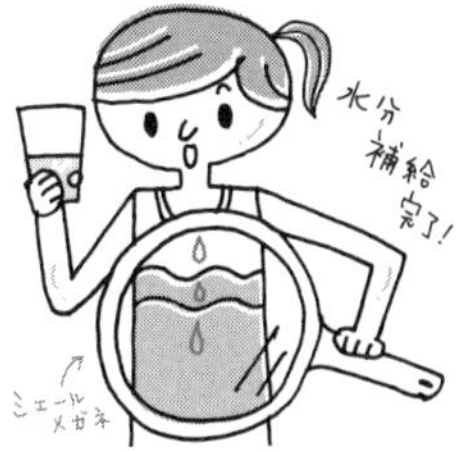

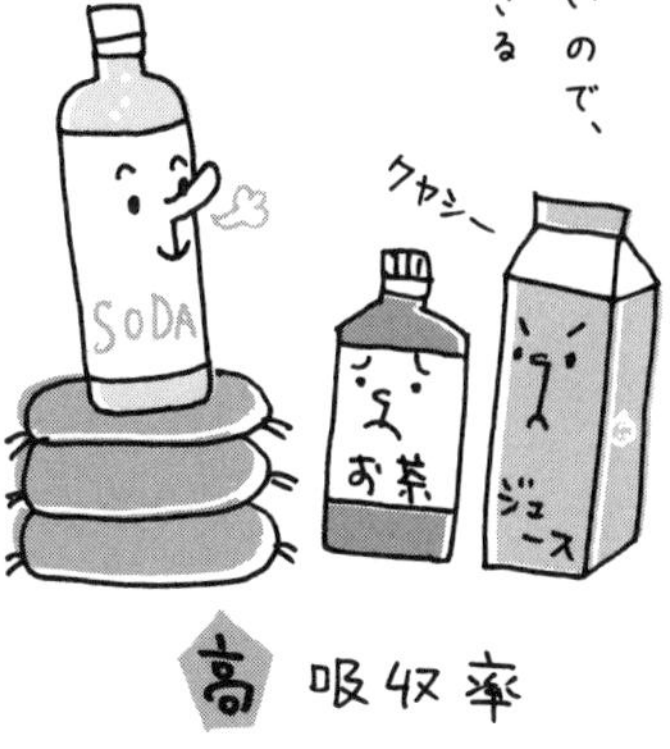

味なしに飽きたら、ウーロン茶などの炭酸水割も美味!

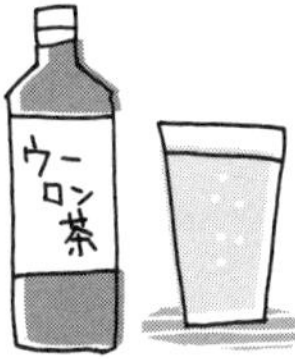

＼ 薬やサプリメントの服用に炭酸水を飲んで、吸収力をアップ ／

「薬は水以外のもので飲んではいけない」と考えているあなたは、ちょっと古いかも。確かに、お茶やコーヒーなど、含まれている成分によっては薬の作用に影響を与えるものもあるので、水で飲むのは正解です。

でも、炭酸水は、言ってしまえば水と同じようなもの。成分としては安心なうえ、炭酸ガスが溶け込んでいる分、胃腸からの吸収率が高まるので、薬の成分が素早く、スムーズに吸収されるのです。

この効用はサプリメントでも同じ。せっかく飲んだサプリメントも、胃腸の吸収力が悪ければただ消化器官を通過していってしまうだけなので、炭酸水で飲んで消化・吸収を高めましょう。

とくに、鉄分やカルシウムといったミネラル類は、栄養成分そのものの吸収率が低いので、サプリメントを炭酸水で飲むことで、吸収率のアップをサポートすることができます。

薬を飲むときも炭酸水で。
大事な成分の
吸収率が高まります

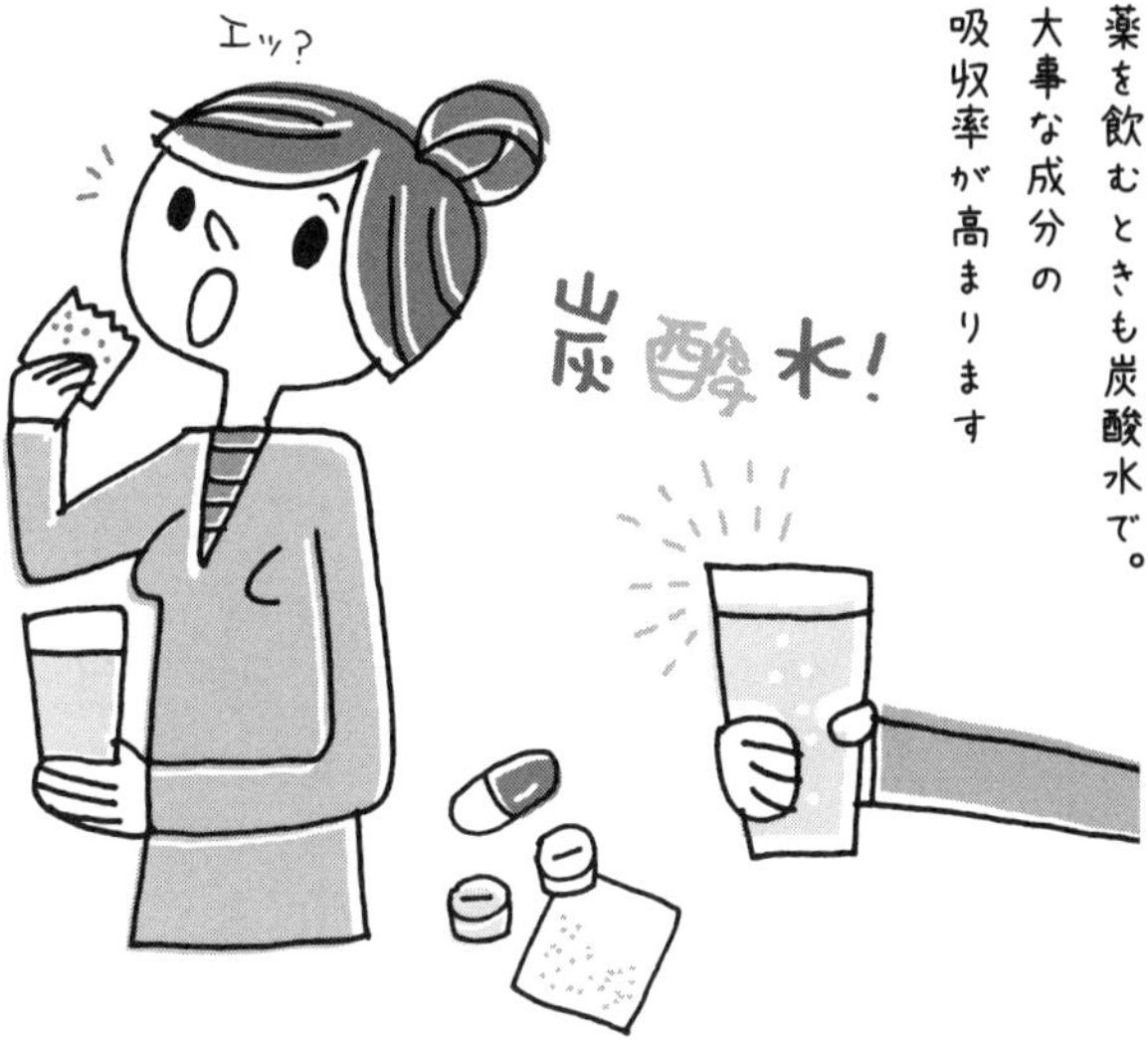

サプリメントの効果を
より得るためにも、
飲むときは炭酸水で

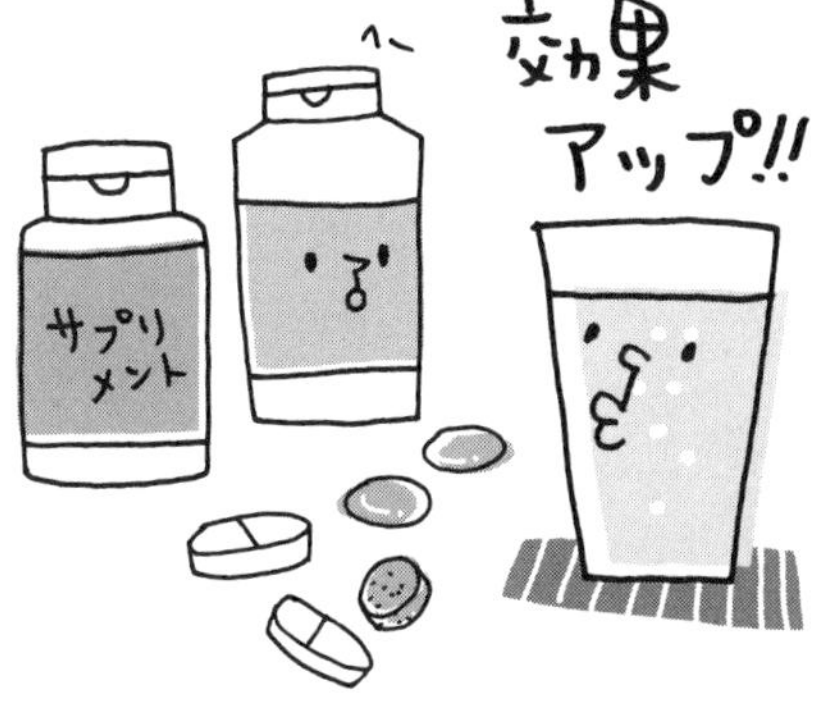

＼運動前に炭酸水を少し飲むことで
＼栄養の吸収を素早くして、スタミナアップ

実は、運動と炭酸水の関係はいろいろと研究されていて、オリンピックを目指すアスリートやプロのスポーツ選手も、炭酸水を使った入浴などを実践しているのです（詳しくは76ページ）。

最近は、マラソンやトライアスロンなどに一般の人が参加する時代。競技中のスタミナアップや給水、栄養補給などに、プロ並みに関心を寄せる人が増えています。

スポーツ中のスタミナをアップさせるためには、競技前の食事の前に少量の炭酸水を飲むのがコツ。マラソンであれば、エネルギー源となるおにぎりなどの主食をとるといいといわれますが、炭酸水を飲んでからおにぎりを食べれば、胃腸の働きが高まっているので、効率よく栄養を吸収することができます。

バナナの栄養は、スポーツ中に長く、持続的に行きわたるので、運動前に「少量の炭酸水＋バナナ」といった組み合わせもアリ。バナナはもともと消化・吸収が早いので、胃腸への負担も少なくてすみます。

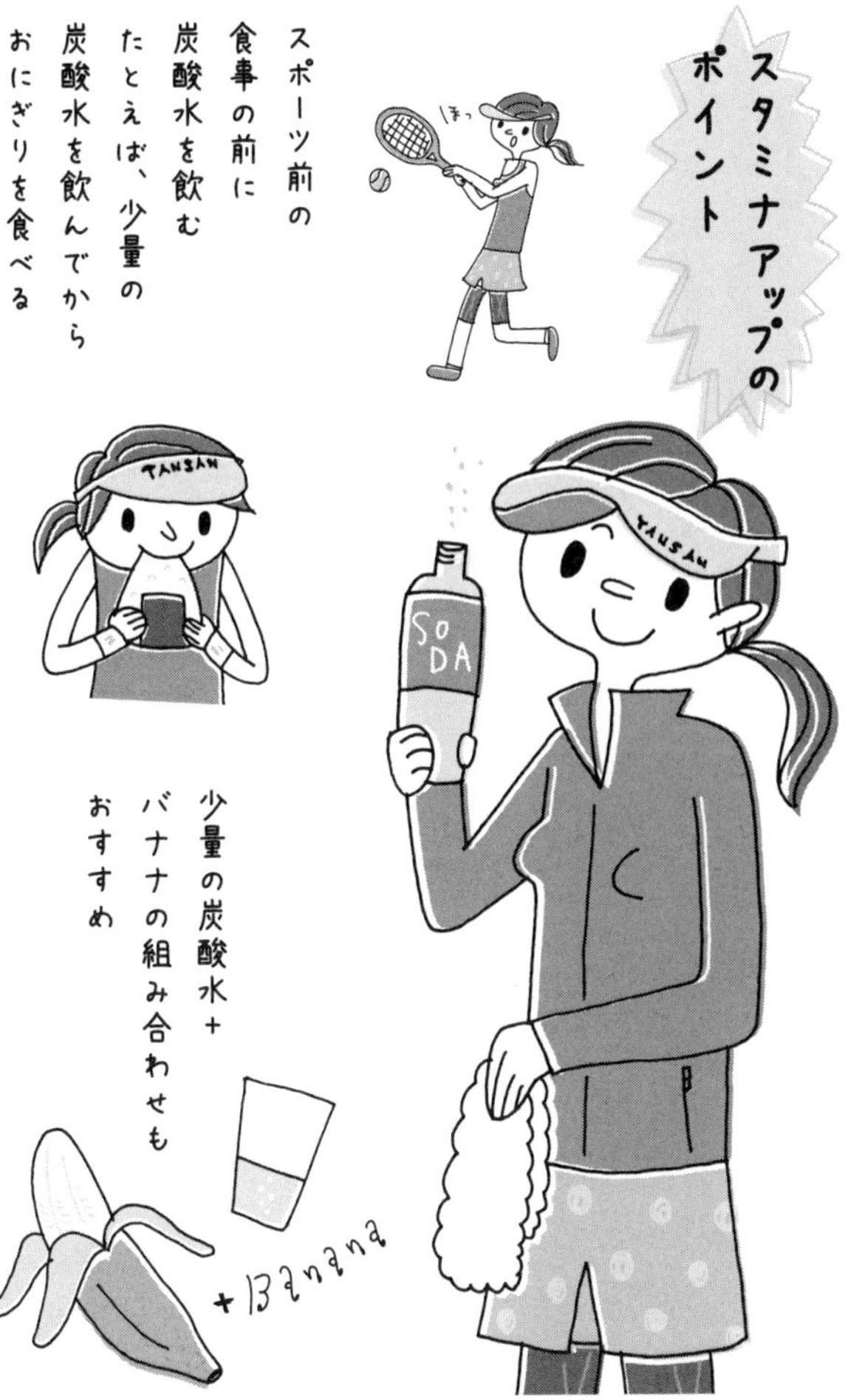
スタミナアップのポイント
スポーツ前の
食事の前に
炭酸水を飲む
たとえば、少量の
炭酸水を飲んでから
おにぎりを食べる
ほっ
TANSAN
SODA
少量の炭酸水＋
バナナの組み合わせも
おすすめ
+Banana

スポーツ後にも飲んで老廃物を洗い流し、疲労を回復

スポーツをしたときに疲れを感じるのは、筋肉中に疲労物質（主に乳酸）が作り出されるから。この疲労物質は、体がエネルギーを作るときにできてしまう〝燃えカス〟のようなもので、体を動かすと自然に作られる避けようがないものです。

でも、できてしまった疲労物質をサッサと追い出すことができれば、疲れは残りません。疲労物質は血液中に存在しているので、血行をよくすることで、スムーズに追い出せます。

そこで、スポーツ後にも炭酸水を飲みましょう。炭酸ガスが胃腸を刺激する効果で、体内に水分がどんどん吸収されるため、血液量が増え、結果的に、尿量が増えて、疲労物質という老廃物を排泄することができるのです。

ちなみに、疲労の回復や筋肉痛の予防には、炭酸水を利用した「炭酸入浴」も非常に効果的（詳しくは76ページ）。スポーツ後は炭酸水を飲んで、炭酸水に体を浸して血行をよくし、スムーズな疲労回復に努めましょう。

スポーツしたあとの
疲労回復には、
炭酸水で
水分補給をすると効果的

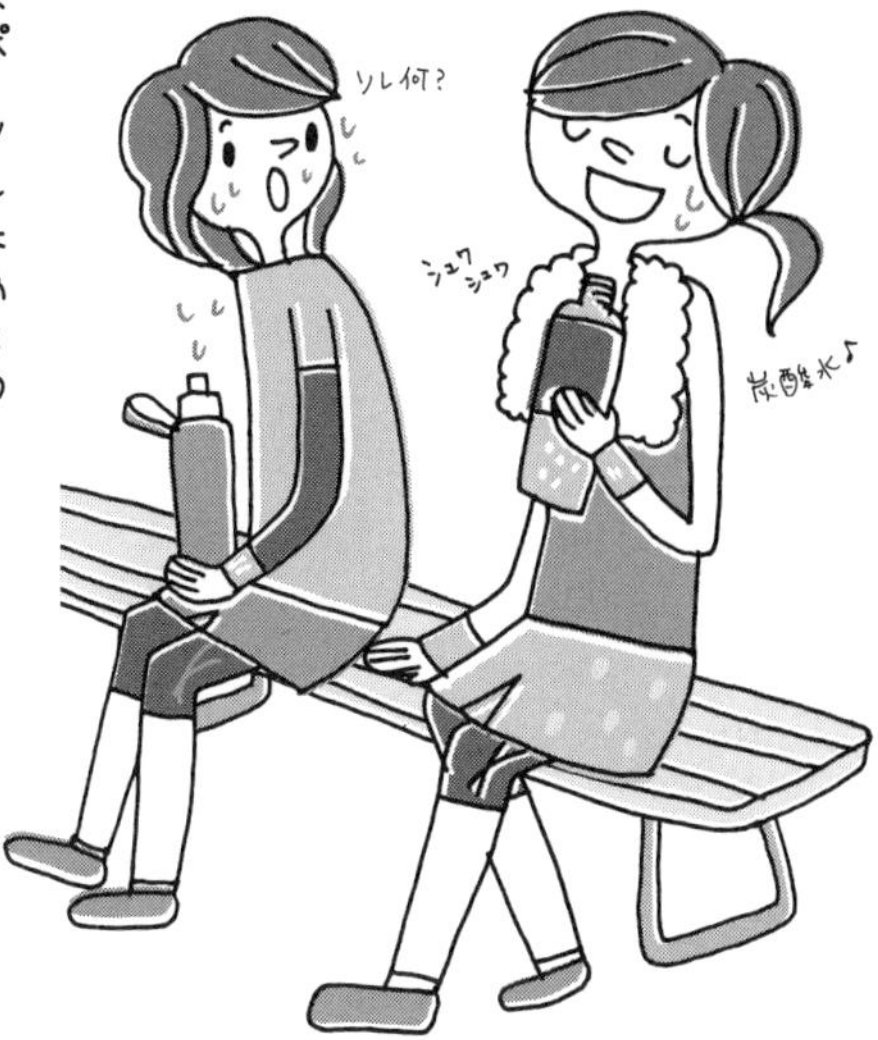

血液量が増えるので、
尿量も増えて、
疲労物質がスムーズに排泄

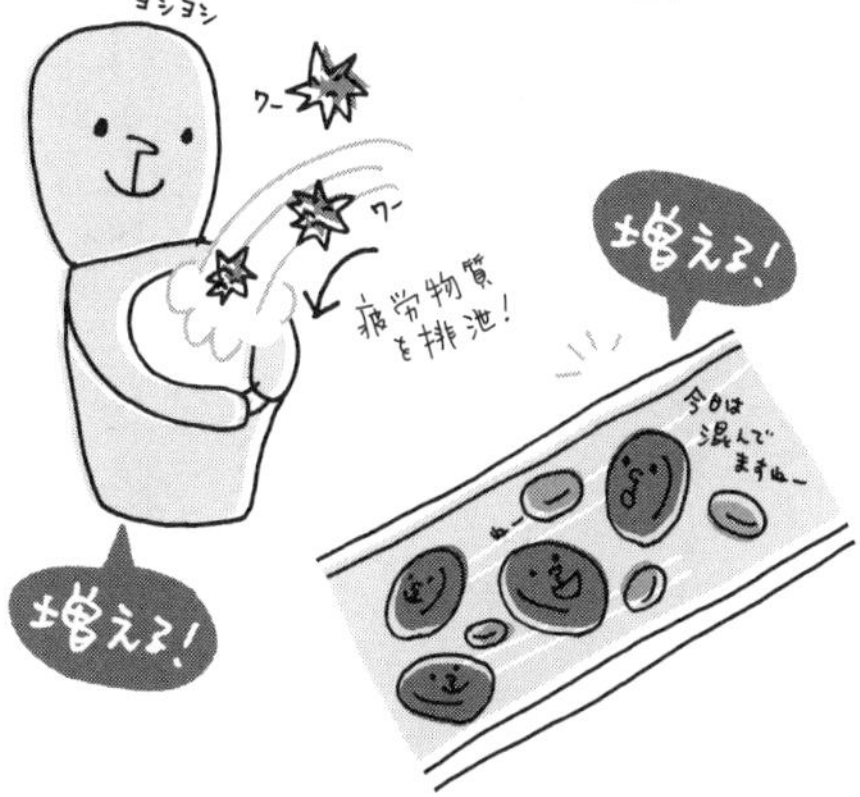

／ヨガのおともに炭酸水。
＼リラックスモードへのサポートに

今、女性を中心に、ヨガの人気が沸騰しています。ヨガはたんなるストレッチではなく、心を解きほぐす瞑想の時間でもあるため、忙しくてストレスフルな現代の女性を惹きつけているのでしょう。

そんなメンタルケアも大事にするヨガのおともに、炭酸水はピッタリです。まず、はじめる前に炭酸水を飲んで、脳の中枢にある自律神経を、交感神経からリラックスモードの副交感神経に切り替えましょう。

もちろん、ヨガを行っている最中も、水分補給を兼ねて炭酸水を飲めば、心と体が自然にほぐれて、どんどんリラックスしていくのがわかるはず。

朝ヨガを習慣にしている人は、ヨガが終わったら朝食をとってエネルギーをしっかりと補給。脳のスイッチをオンに切り替えて、一日をさっそうとスタートさせましょう。夜ヨガが習慣の人は、そのままゆったりとした時間を過ごして、スッと眠りにつけば、眠りの質を高められます。

メンタルケアでもある
ヨガのおともに、
炭酸水はピッタリ

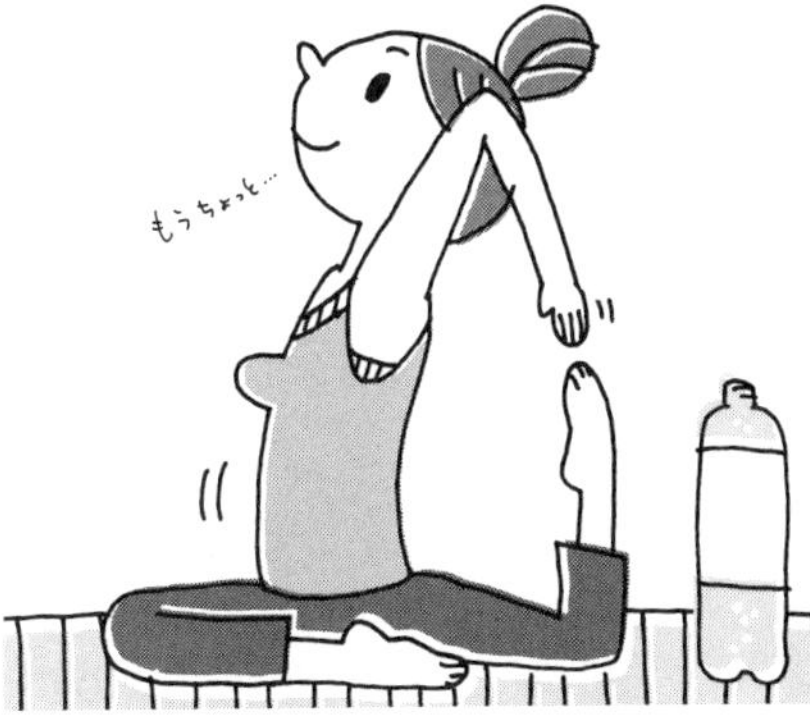
もうちょっと…

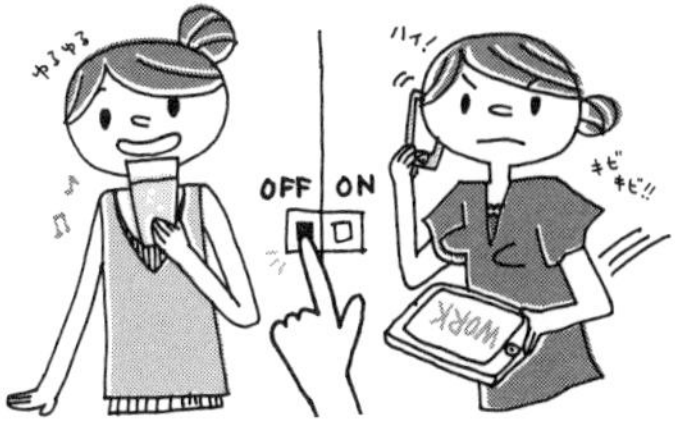
ゆるゆる
OFF ON
ハイ！
キビキビ!!
WORK

炭酸水を飲んで、
リラックスモードに
切り替えてから
はじめると
より効果的

ヨガ中の水分補給も
炭酸水で。
心と体がほぐれて、
どんどん
リラックスしていく。

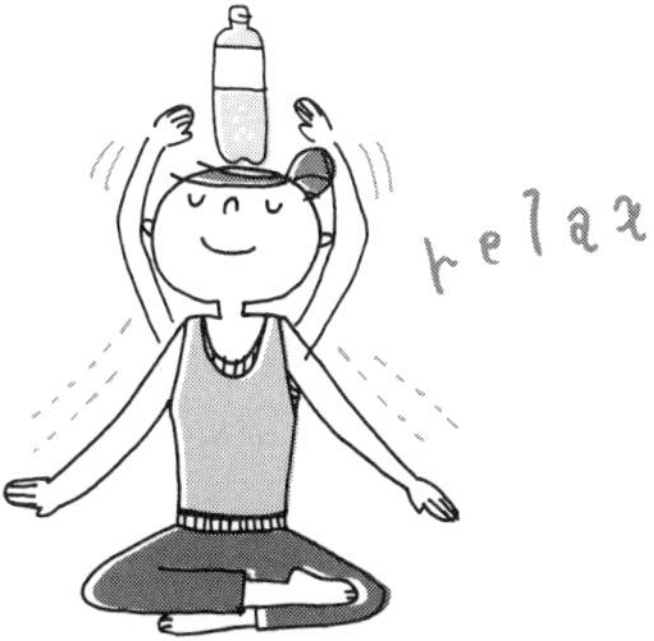
relax

乗り物酔いの防止には早めに炭酸水を飲んで気分転換

車酔い、電車酔い、飛行機酔いなど、乗り物に弱い人は、せっかくの旅行もブルーな気分になってしまいがち。酔い止めの薬を服用するのも効果的ですが、「また酔うのでは……」と不安になっている気持ちをほぐすことも大事です。

よく、おしゃべりをしたり、歌を歌ったりするとよいと言われますが、それにプラス、冷たい炭酸水を少量飲むのも効果的。シュワシュワッとした飲み口がさわやかで、口中がさっぱりするうえ、副交感神経を優位にして、緊張している気持ちをリラックスさせることができます。

ただし、酔いはじめてから飲むと、炭酸ガスでゲップが出やすくなるため、かえって具合が悪くなることも。乗り物に乗る前から飲んで緊張をほぐし、乗ってからも、早め早めに炭酸水を飲んで予防しましょう。気分転換が目的ですから、炭酸水を好きなお茶やスポーツドリンクなどで割ってもおすすめ。ただし、レモン、オレンジ、グレープフルーツといったかんきつ類は、吐き気をもよおす作用があるのでNGです。

炭酸水で
乗り物酔いを
防止する
ポイントは、
乗る前に少量飲むこと

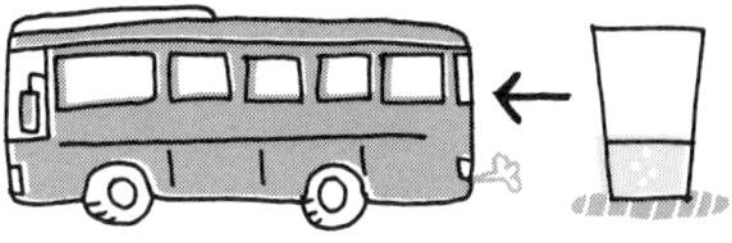

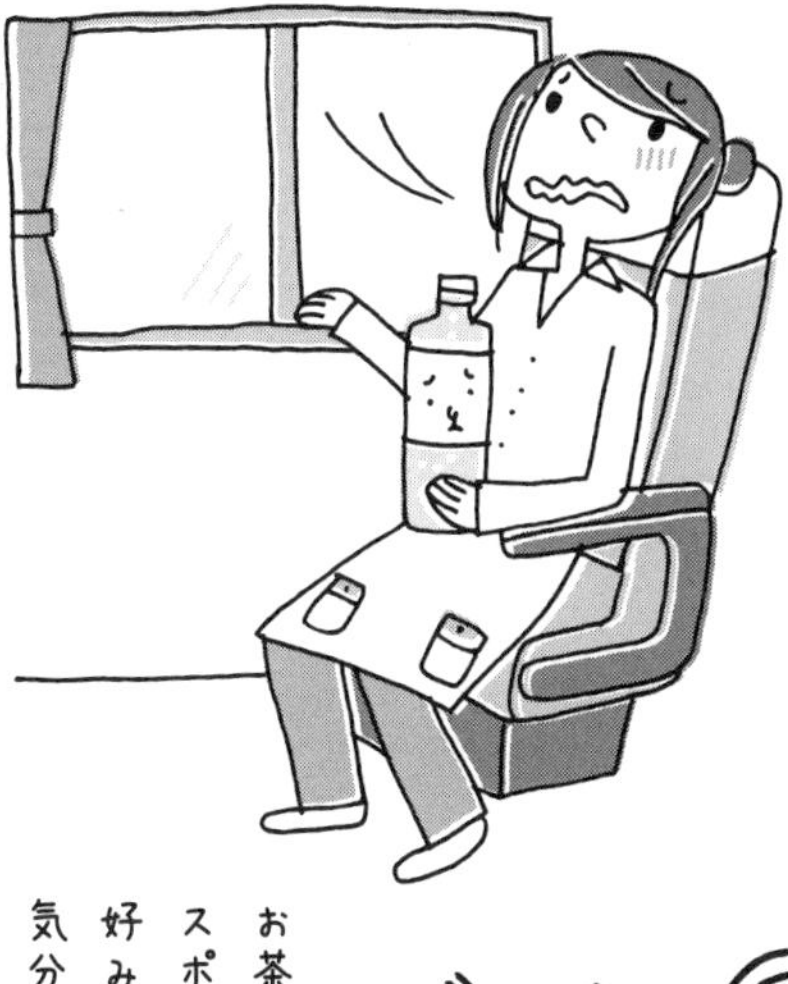

酔ってしまってからだと、
かえって
気持ち悪くなることも

お茶や
スポーツドリンクなど、
好みのドリンクで割って、
気分をUP
(かんきつ類は
吐き気を誘うのでNG)

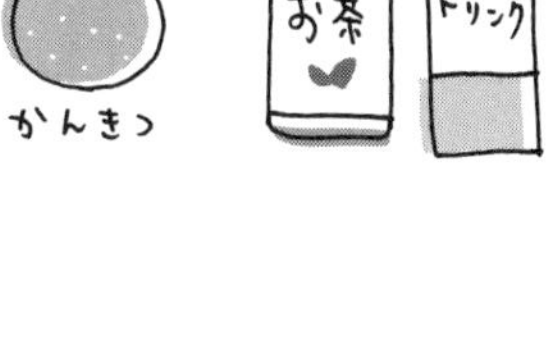

＼歯磨き後のすすぎに使って、
＼口内の細かい汚れを取る

炭酸水には「飲む」以外にも、いろいろな使い方があります。

そのひとつは、炭酸ガスの気泡によって汚れを吸着する効果。炭酸水に含まれている炭酸ガスは、油などの汚れを核として気泡となり、徐々に大きくなって、浮き上がるときに汚れを一緒に連れていってくれます。

この働きを利用するのが、歯を磨いたあとの「炭酸水すすぎ」。炭酸ガスは細かい汚れを取るのに適しているので、まず、いつも通りに歯を磨いて食べカスや歯垢などを取り除き、すすぎの仕上げに「炭酸水すすぎ」をしましょう。

方法は、炭酸水を口に含んだら、あまりブクブクさせず、口全体にいきわたるようにして、30秒くらいおいて吐き出します（気体となった炭酸ガスは口から出してもかまいません）。

ブクブクさせて泡をたくさん出しても効果は上がりません。それより、静かに、できるだけ長い時間、炭酸水を口中に含んでおくのが汚れを吸着させる秘訣です。

炭酸水を口に含んで
30秒キープ

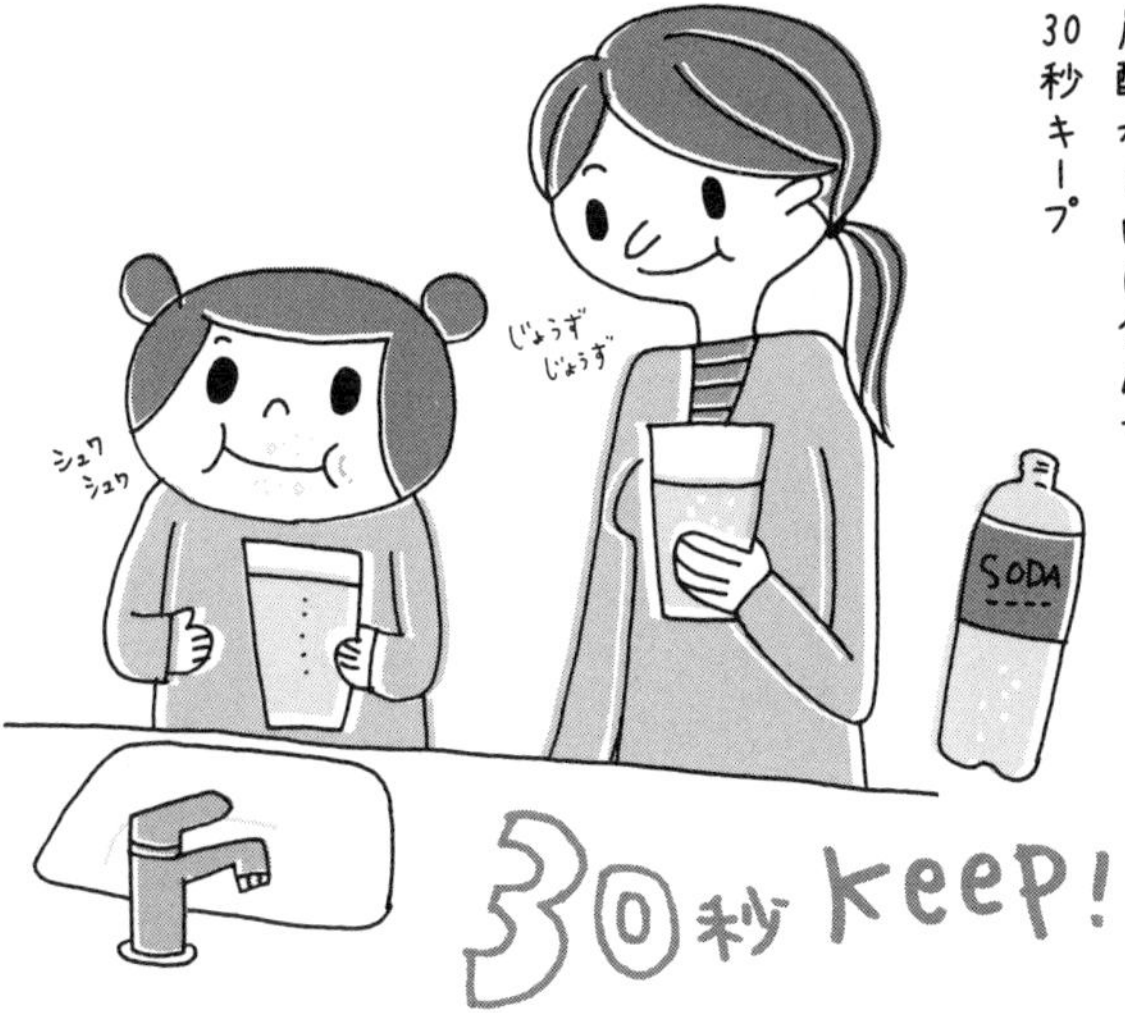

ブクブクさせず、
口中全体にまんべんなく
炭酸水が触れるように、
ゆっくりと動かす

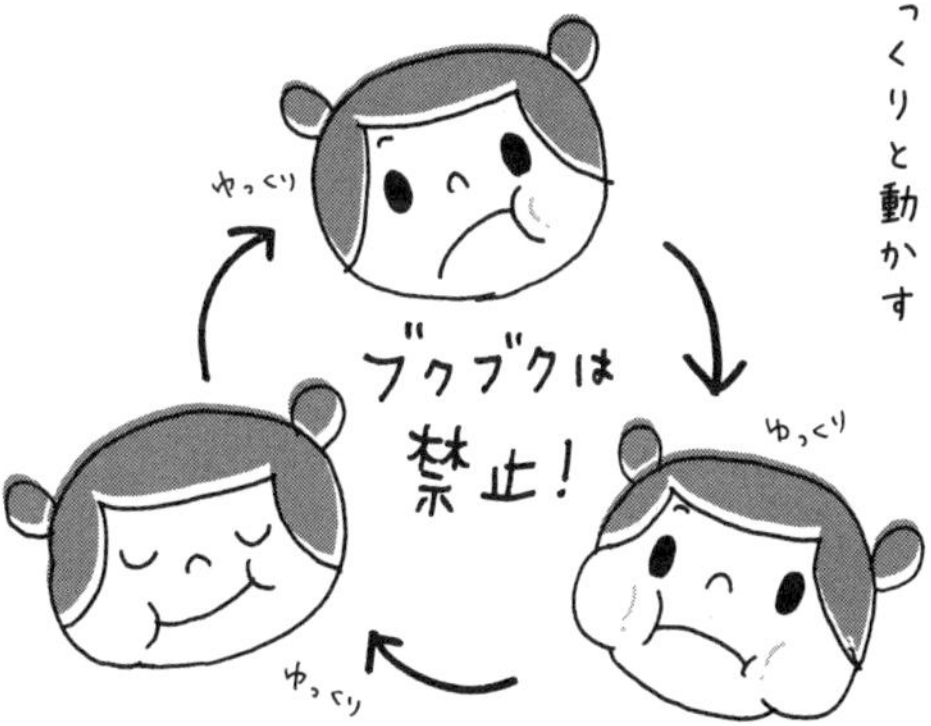

炭酸水の口すすぎは歯茎を引き締める可能性も大

炭酸水には、アストリンゼント（収れん）効果もあります。アストリンゼントや収れんという言葉、よく化粧水に使われていますが、まさにそれと同じ。

「弱酸性」という性質をもつ炭酸水には、皮膚を構成しているたんぱく質をキュッと変形して、引き締める働きがあるのです。まだ、歯茎に対するアストリンゼント効果は実験されていませんが、肌では実証されているため、「炭酸水の口すすぎ」で歯茎が引き締まる可能性は大。

やり方は歯磨き後の口すすぎと同じです。炭酸水を口に含んだらブクブクさせず、なるべく炭酸水を口中に長くとどめておきましょう。実際にやってみると、炭酸ガスのシュワシュワ効果で、口の中がキュッと引き締まるのを実感。

ちなみに、食後に歯磨きできないときに、炭酸水の口すすぎをすると、口の中がサッパリします。それだけで汚れがとれる、口臭が消えるといった具体的な効果はまだ証明されていませんが、気分がスッキリするので試してみる価値アリです。

炭酸水は弱酸性
アストリンゼント効果で
歯茎がキュッと引き締まる

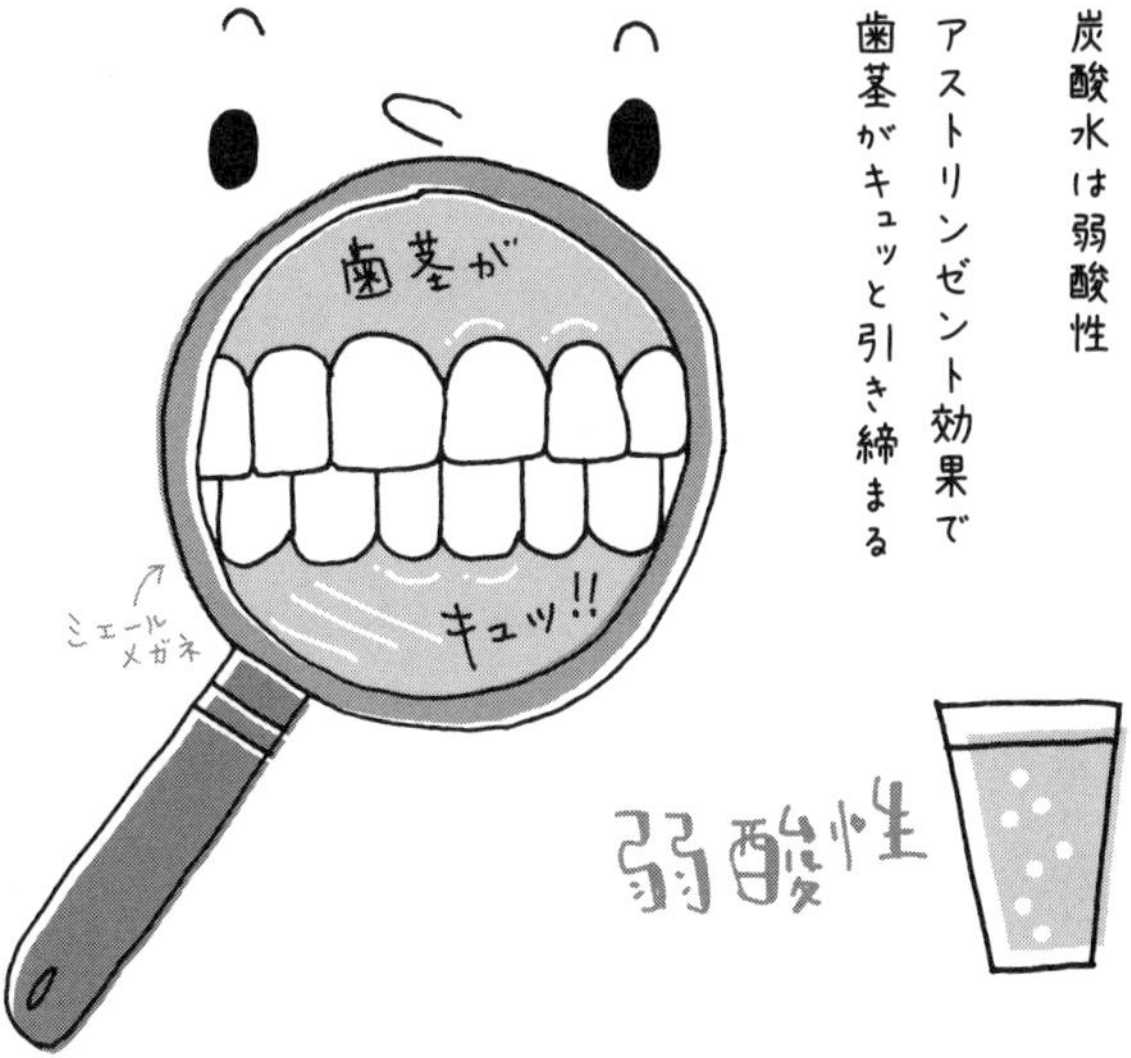

食後の歯磨きができないときも、
炭酸水すすぎでサッパリ！

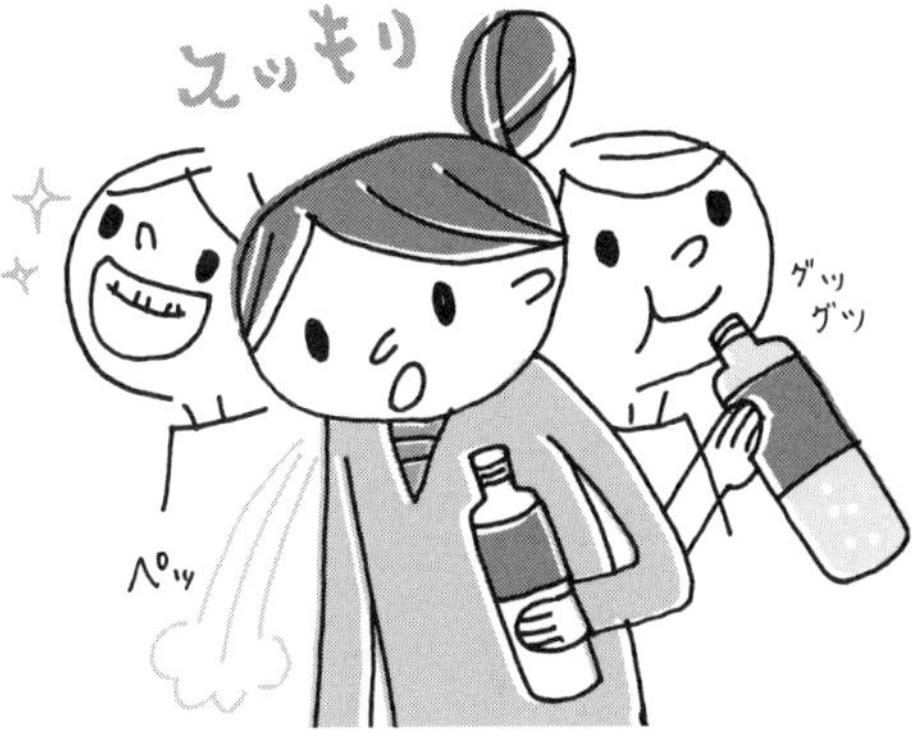

入れ歯を洗ったあとにつけおきして、細かい汚れを除去

入れ歯は歯を磨かなくていいという便利さがある反面、入れ歯そのものの手入れがちょっとめんどうと感じている人も多いでしょう。洗浄剤を使っても、「本当に隅々まで汚れが取れているの？」「洗剤で洗ったものを口に入れるのはちょっと……」という人におすすめなのが、洗浄剤で洗ったあとの炭酸水へのつけおきです。

炭酸水の汚れを取る働きは、細かい汚れに有効なので、まずは入れ歯を市販の洗浄剤で洗いましょう。そのあと、炭酸水に10〜20分ぐらい、気泡が出なくなるまでつけおきしておけばＯＫ。

炭酸水のチカラで、入れ歯の細かい汚れまでスッキリ落とします。炭酸水は、水と炭酸ガス（二酸化炭素）という、私たちの体の中にも存在する成分でできているので安心です。

洗浄効果を期待するなら、炭酸濃度が高いほうがより強力なので、冷やした炭酸水を使うといいでしょう。

コップの中に入れ歯を入れ、
冷やした炭酸水を静かに注ぐ
（泡立てると、
せっかくの炭酸ガスが
逃げるので注意）

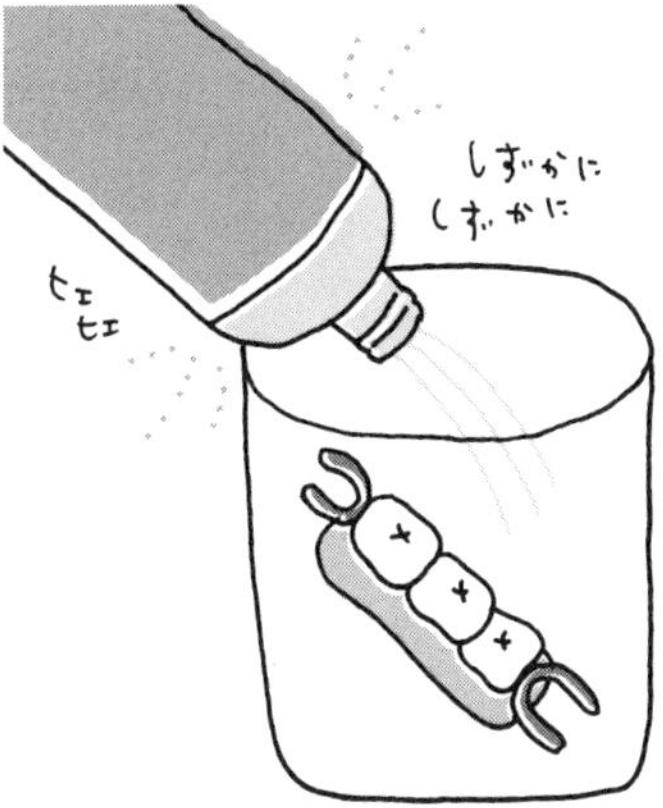
しずかに
しずかに
ヒェ
ヒェ

10～20分ぐらい、
気泡が出なくなるまで
つけおき

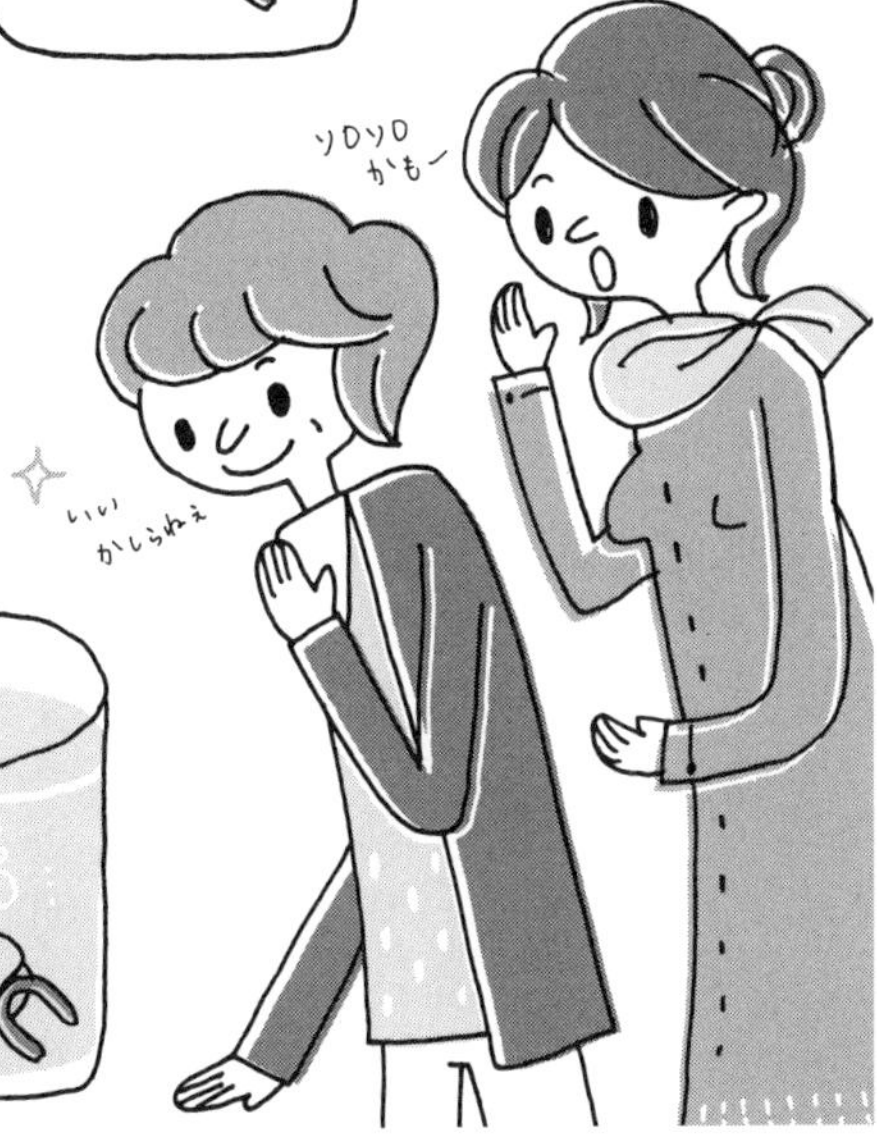
ソロソロ
かも～
いい
かしらねぇ

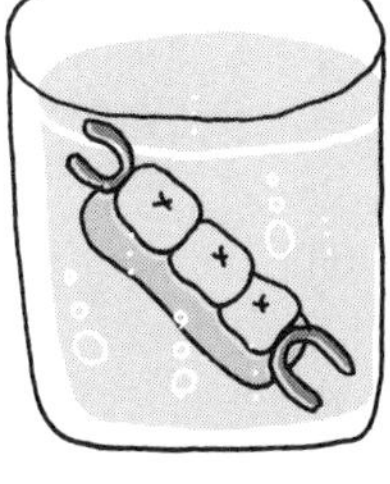

炭酸浴で疲労を回復。高血圧や心臓病にも効果アリ

炭酸水で入浴というと、「えっ、そんなことできるの？」と驚く人もいるでしょう。でも、炭酸泉という自然の温泉はヨーロッパでは各地で湧いていますし、日本国内にもいくつかあり、昔から健康にいい温泉として親しまれてきました。

また、人工炭酸水が作れるようになってからは、スーパー銭湯やスパリゾートなどで、人工炭酸泉を用意しているところも増えてきました。そして、炭酸泉の健康に対する効能も、医学的にいろいろ解明されています。

そのひとつが、炭酸ガスが皮膚から浸透して、毛細血管を開き、血行を促進するというもの。何といっても、炭酸ガスが皮膚から直接体内に入ってくるので、その効果はダイレクトで即効性があり、医学の分野でもすでに治療などに利用されています。

なぜ、炭酸ガスが浸透すると、血管が開くかということを説明しましょう。

私たちの体は空気から酸素を取り込み、血管を通して、全身の隅々にまで送り届け

ています。そしてエネルギーを作ったり、たんぱく質を合成したりし、不要になった炭酸ガス（二酸化炭素）は老廃物として静脈から吸収し、最終的に体外に排泄するという作用を繰り返しています。

つまり、全身の細胞には、エネルギー源となる酸素と老廃物である炭酸ガスが、もともと存在しているのです。そこへ、炭酸泉につかることで皮膚から大量の炭酸ガスが入ってくるとどうなるでしょう？

細胞は「何で急に炭酸ガスが増えたの？　酸素が足りないんじゃないの？」と驚くわけです。そして、急いで酸素を送ってもらうために、「プロスタグランジンＥ２」という血管拡張ホルモンが分泌され、血管が拡張します。血管が開くと流れる血液の量が増えるので、血行がよくなります。

つまり、炭酸ガスを受け取った細胞たちの「何で？」という勘違いから、血行促進という恩恵が受けられるというわけです。

私たちの体は、血行がよくなると、実にさまざまな好反応を起こします。

ひとつは、高血圧や心臓病の改善です。血管が開いて全身の血液の流れがよくなるので、当然といえば当然。炭酸水を入れない普通のお湯につかるだけでも血行はよくなりますが、炭酸ガスのほうが効率のよさはバツグン。

たとえば、40℃程度のややぬるめの湯で比べると、普通は体が温まって血流がよくなるまでに30分くらいかかりますが、炭酸浴の場合はぬるめであっても血管が開くので、10〜15分もつかればOKです。炭酸ガスが皮膚（真皮）に浸透するまでの時間は5〜10分ですから、多く見積もっても10〜15分つかるだけで、瞬時に血行促進の効果が得られるのです。

とくに、心臓病の人はお湯につかって水圧をかけるのはよくないので、短時間で効果を得られる炭酸浴はおすすめです。血圧が高い人も、毎日、炭酸浴を繰り返すことで徐々に血管が開いていき、血圧を下げることができます（血圧の場合は、足浴でもOK）。

また、血行がよくなると、体内にある疲労物質を素早く追い出すことができるので、疲労回復効果も十分に得られます。疲れがとれない、体がだるい、肩こりがつらいといったお疲れモードから抜け出せないときは、炭酸浴でスッキリ疲労物質を追い出しましょう。

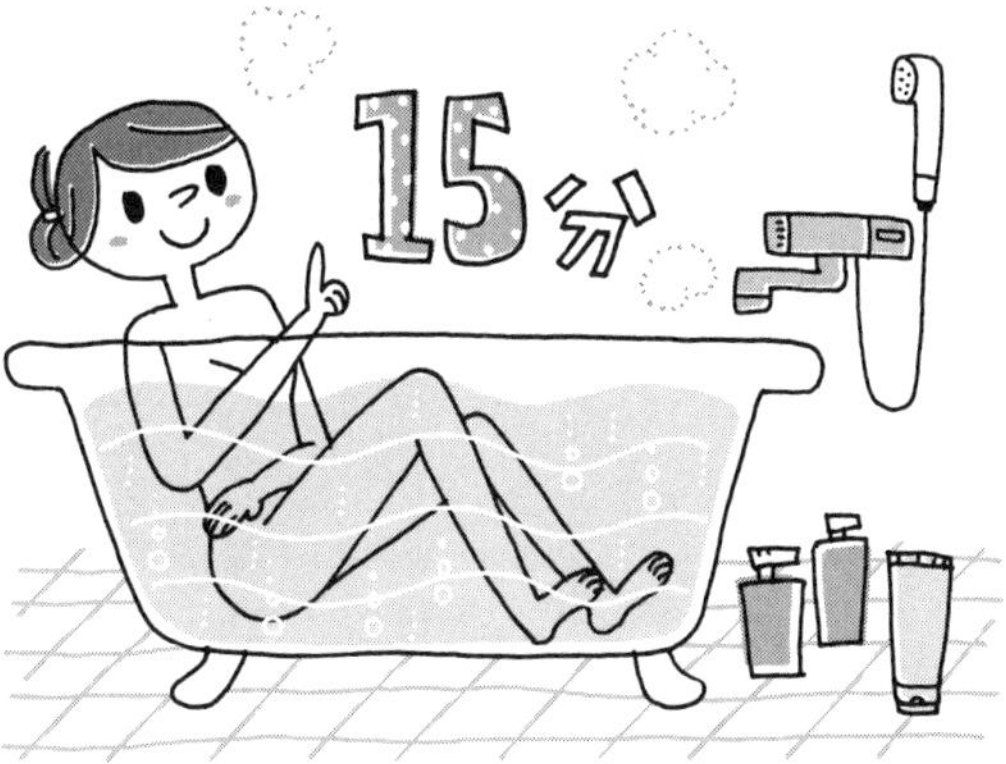

炭酸水を入れたお湯（40℃）に
10～15分くらいつかる

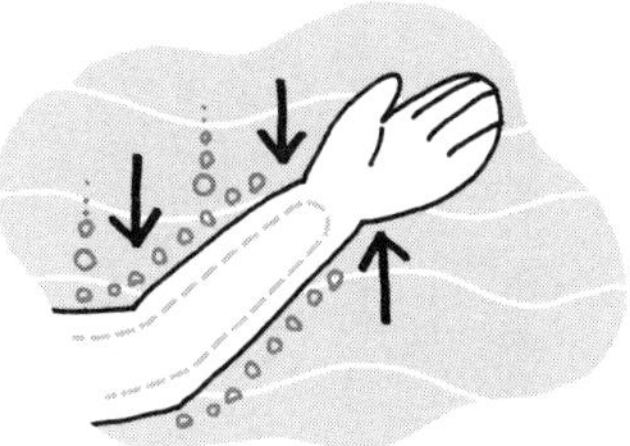

炭酸ガスが
皮膚から浸透し、
血行を促進
全身の血流がよくなり、
血圧を下げ、心臓病を改善

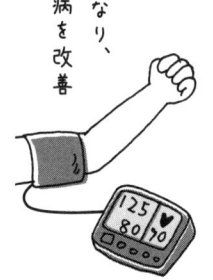

疲労物質が
洗い流されるので、
疲労回復効果も
バツグン

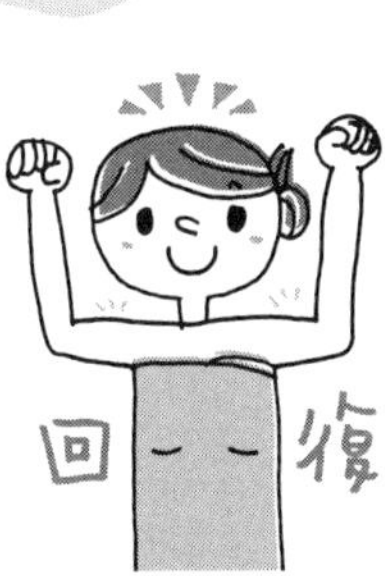

自宅で炭酸浴をするときは　バスタブに張った湯に炭酸水1ℓを加える

自宅で炭酸浴というと難しく感じるかもしれませんが、普通に浴槽に張ったお湯に炭酸水を入れるだけでいいので、とても簡単です。

気をつけたいのは、炭酸浴の効果を上げるための大切なポイント、「炭酸濃度を高くする」ということ。血管を拡張させるには、お湯の温度より、いかに炭酸ガスをたくさん溶け込ませるかが大事です。

40℃の湯であれば、1ℓで最大1000ppmの炭酸ガスを溶け込ませられますが、温度が上がるほど炭酸濃度の上限が低くなります（60℃では750ppm）。だから、炭酸浴をするときは、38～40℃くらいのぬるめの湯にしましょう。

しかし、実際に自宅で1000ppmという高濃度の炭酸湯を作るのは難しいので、バスタブに張った湯に炭酸水1ℓを加えればOK。市販の炭酸入浴剤は1個100～150ppmくらいの濃度ですが、それでも効果があります。ダブル効果を狙うなら、「市販の炭酸入浴剤＋炭酸水」という組み合わせもおすすめ。

バスタブのお湯に
炭酸水1ℓをプラス

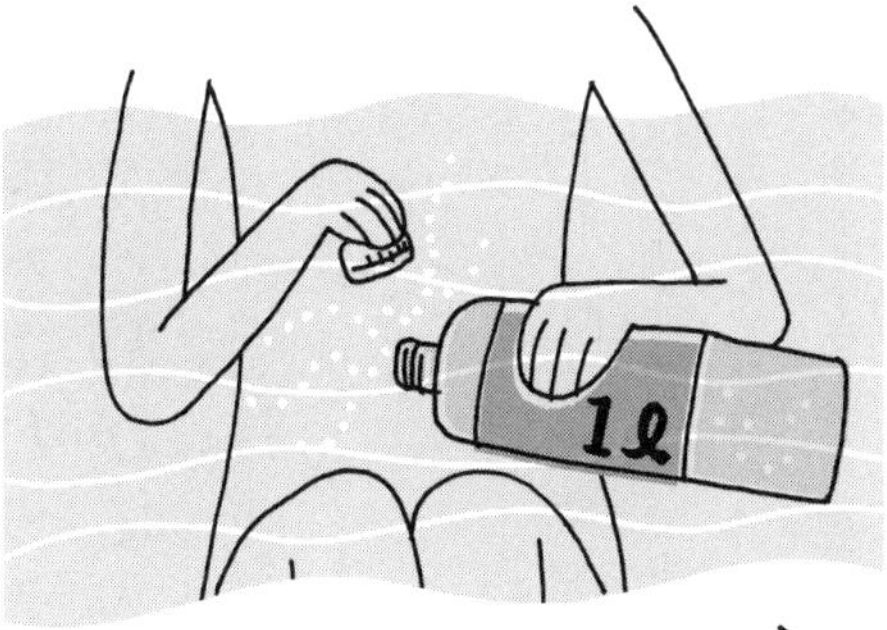

炭酸水のペットボトルを
湯の中で開封する
(ボトルには3000〜
6000ppmの
炭酸ガスが
含まれているので
逃さず利用)

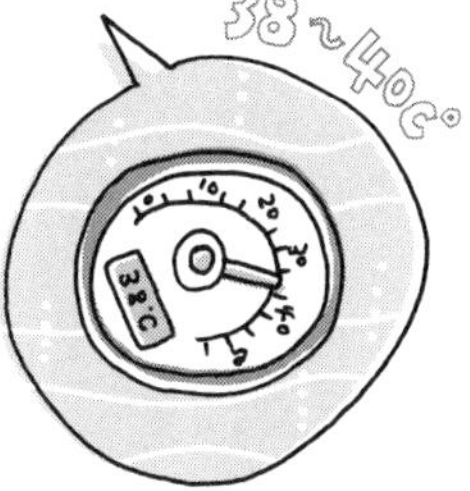

お湯の温度は
38〜40℃くらいの
ぬるめ

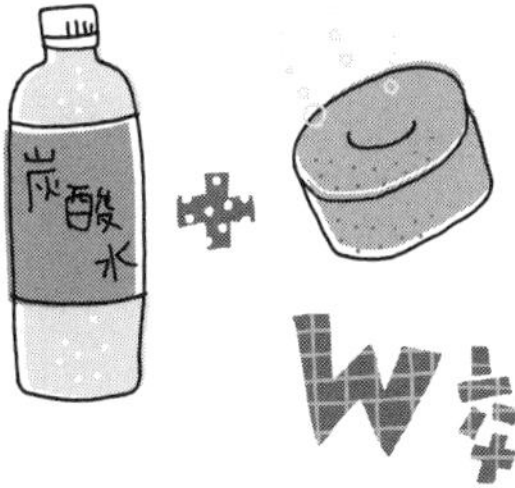

W効果

「市販の炭酸入浴剤+炭酸水」
という組み合わせも、
ダブル効果でおすすめ!

＼炭酸水はバシャバシャさせず
＼そっと静かに入る

炭酸というと「泡」が特徴です。だから、炭酸浴というと、泡がたくさん立っているほうがいいと思うかもしれませんが、実は泡の数とどれだけ効能があるかは関係ありません。

炭酸水が泡立つのは、上限（飽和溶解）以上に炭酸ガスが詰め込まれているとき（ペットボトルを開封したときの泡はこれです）。または、振動させたとき（ペットボトルを振ったり、コップに注いだりしたときに立つ泡）。汚れなどの核があるとき（コップが汚れているほど泡立ちやすくなります）。

炭酸浴をしたときに皮膚に泡がつくのは、産毛やアカなどの汚れを核として炭酸ガスが泡立つからです。また、湯をバシャバシャさせると泡立ちますが、それは振動によって水中の炭酸ガスが気泡化して出ていくことなので、どんどん炭酸濃度が下がってしまいます。

炭酸浴はお湯を振動させないよう、静かに、そっと入るのが高濃度を保つコツです。

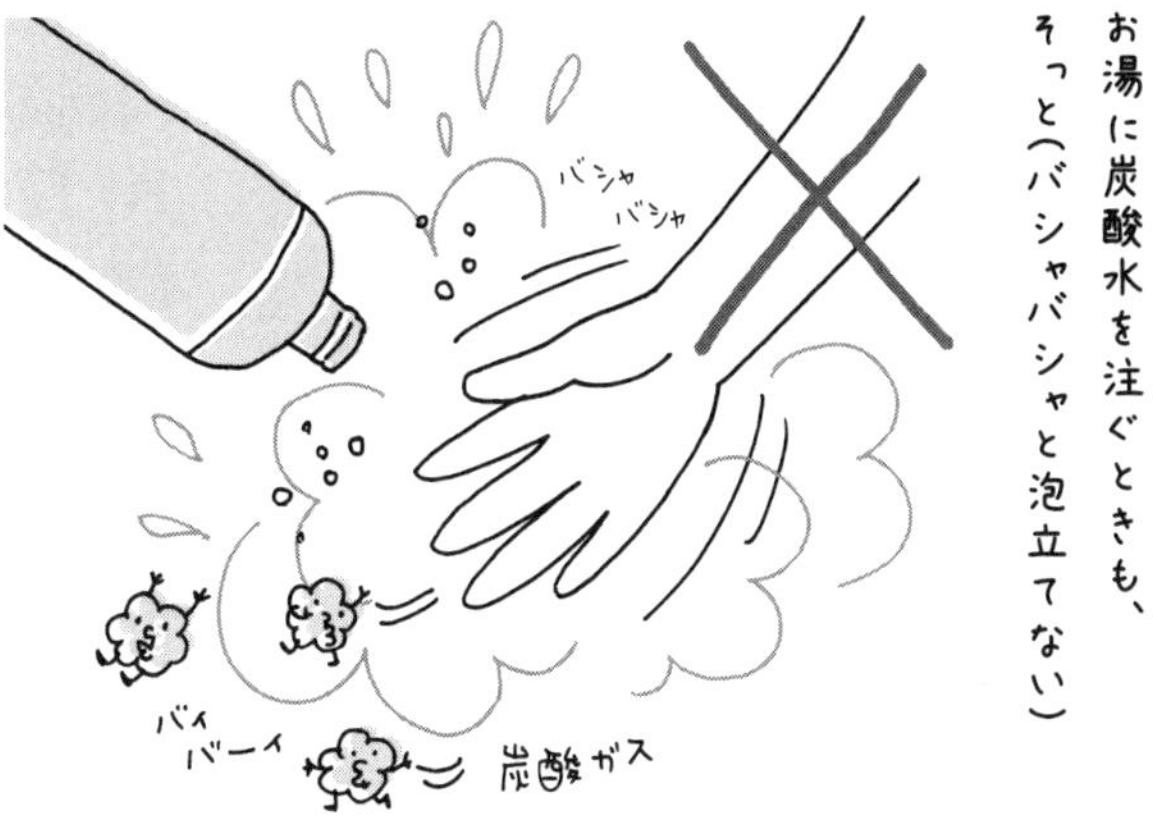
お湯に炭酸水を注ぐときも、
そっと（バシャバシャと泡立てない）
バシャ
バシャ
バイ
バーイ
炭酸ガス

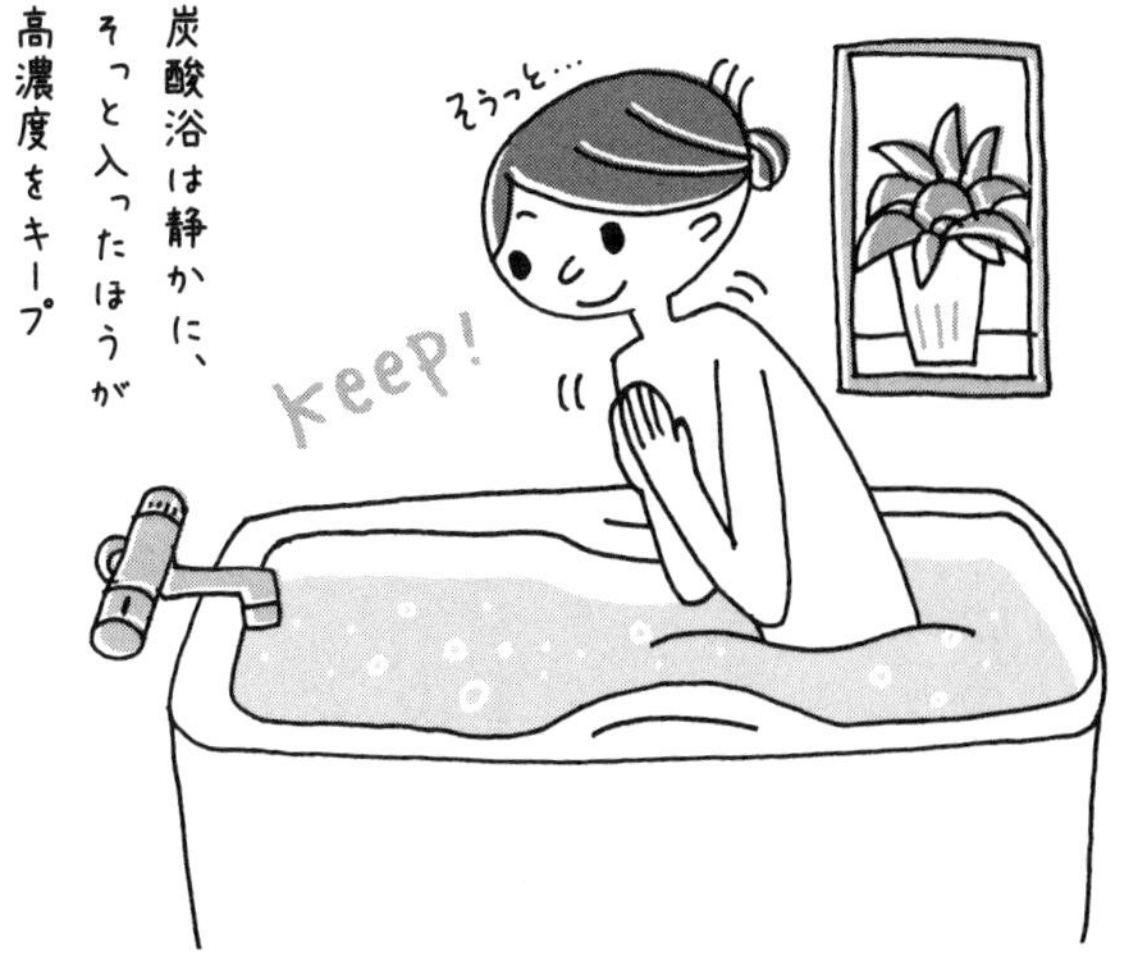
炭酸浴は静かに、
そっと入ったほうが
高濃度をキープ
そうっと…
Keep!

＼週に2回の炭酸浴で／
NK細胞を活性させて免疫力アップ

炭酸浴で疲労を回復したり、血圧を下げたりするには、毎日入浴したほうがいいのですが、免疫力アップを狙うなら、週に2回の入浴でOKです。

免疫力とは、要は、体の抵抗力のこと。ウイルスのような外敵が体内に侵入してきたり、体内でガン細胞ができたりしても、血液中を流れている免疫細胞が元気であれば、病気になったり、体調が悪くなったりするのを防げます。

この免疫細胞の代表格が、ナチュラルキラー細胞（NK細胞）で、体が異常事態になると増加します。たとえば、入浴して体温が上がっただけでも、体にとっては異常事態なので増えることがわかっています。

入浴をシャワーだけですませる人より、湯船にゆっくりつかって入浴している人のほうが健康度が高い、つまり体温が上がることで免疫細胞が活性化しているという実験データもあります。

入浴で体温を上げるには、普通の水道水の湯につかる場合は30分くらい必要です。でも、炭酸水を加えた湯なら5～10分で体温が上がるので、体に負担がありません。忙しい現代人にとっては、短時間でより効果が上がる炭酸浴のほうが向いているといえるでしょう。

また、炭酸浴には、傷んだたんぱくを修復する「ヒートショックプロテイン（ＨＳＰ）」というたんぱくを増やす効果もあります。私たちの体の細胞を構成しているたんぱくは、ストレスを受けると変形したり、壊れたりしてしまいますが、ＨＳＰというたんぱくが増加すると傷んだたんぱくの修復がスムーズにでき、細胞をリフレッシュしてくれます。

このＨＳＰ（中でも、ＨＳＰ70と呼ばれるもの）を増やす効果があるのも、入浴＝熱による刺激です。そして、普通のお湯で入浴するより炭酸浴のほうが体温が上がりやすく、ＨＳＰ70を増やすことが実験で証明されました。

こうしたＮＫ細胞の活性化は、一度入浴すると4日間は持続します。だから、免疫力をアップするには、1週間に2回の入浴でOK。逆に毎日入浴すると、体が慣れてしまって（つまり、異常事態だと感じなくなって）、免疫力の活性度合いが下がります。

免疫力アップをしたいなら、週に2回ぐらいの入浴で、ときどき体に刺激を与えることがポイント（高血圧や心臓病などの予防・改善を目的とするのであれば、毎日の入浴が適しています）。

このNK細胞やHSP70はどちらも体温を上げることで活性化するので、お湯の温度が高ければいいというわけではありません。熱いお湯につかるのではなく、38〜40℃くらいの少しぬるめで、炭酸水の入ったお湯に15〜20分くらい、少し長めにつかりましょう。

少しぬるめの湯のほうが副交感神経が優位になるので、心身ともにリラックスできることに。免疫力の低下には過大なストレスも関係しているので、ぬるめの炭酸浴で、ストレスを解消することも免疫力のアップにつながります。

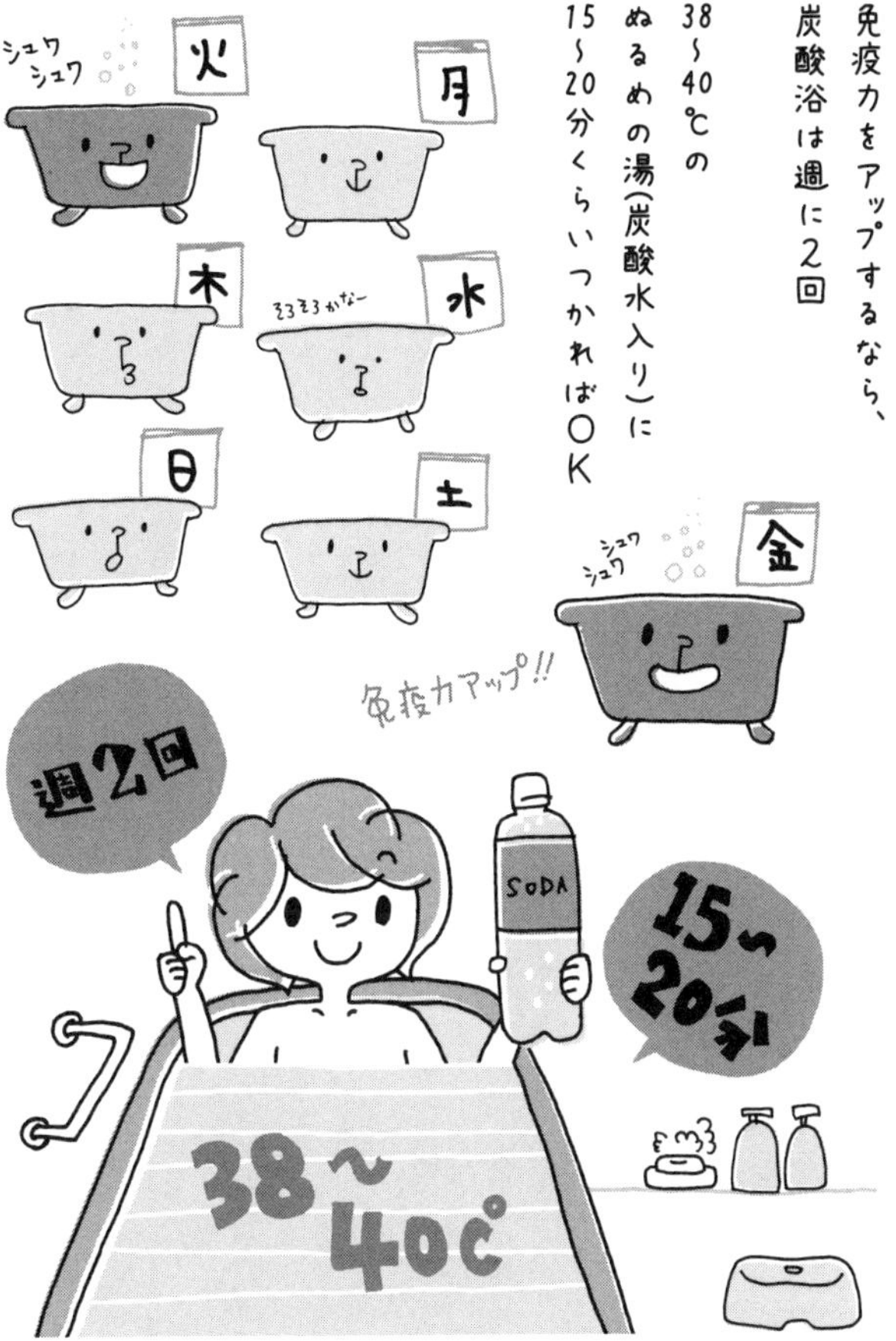
免疫力をアップするなら、
炭酸浴は週に2回
38~40℃の
ぬるめの湯(炭酸水入り)に
15~20分くらいつかればOK
シュワシュワ
火
月
木
水
そろそろかなー
日
土
シュワシュワ
金
免疫力アップ!!
週2回
SODA
15~20分
38~40℃

＼スポーツ前後の炭酸入浴で パフォーマンスを上げる／

ロンドンオリンピックでは日本選手のために炭酸泉プールが持ち込まれたり、サッカーのワールドカップでは合宿所に炭酸泉が設備されたり、すっかりスポーツ界では炭酸泉の利用が広まっています。

炭酸浴の最大の効果は、運動後に入浴することによって、疲労を素早く取り除くこと。とくに、運動では筋肉を酷使するため、筋肉はケガをした状態になるので、HSP70が増加する炭酸浴が役立つのです。

さらに、運動前に入浴しておけば、全身の血行がよくなって、運動中のパフォーマンスを上げることも可能。入浴によってHSP70が増加すれば、運動中に傷ついた細胞をすぐに修復することができるので、とくにマラソンなど、長時間にわたるスポーツには有効です。

ただし、のんびり入浴すると自律神経がリラックスモードになってしまうので、運動前は10分くらいでサッと切り上げる入浴にしましょう。

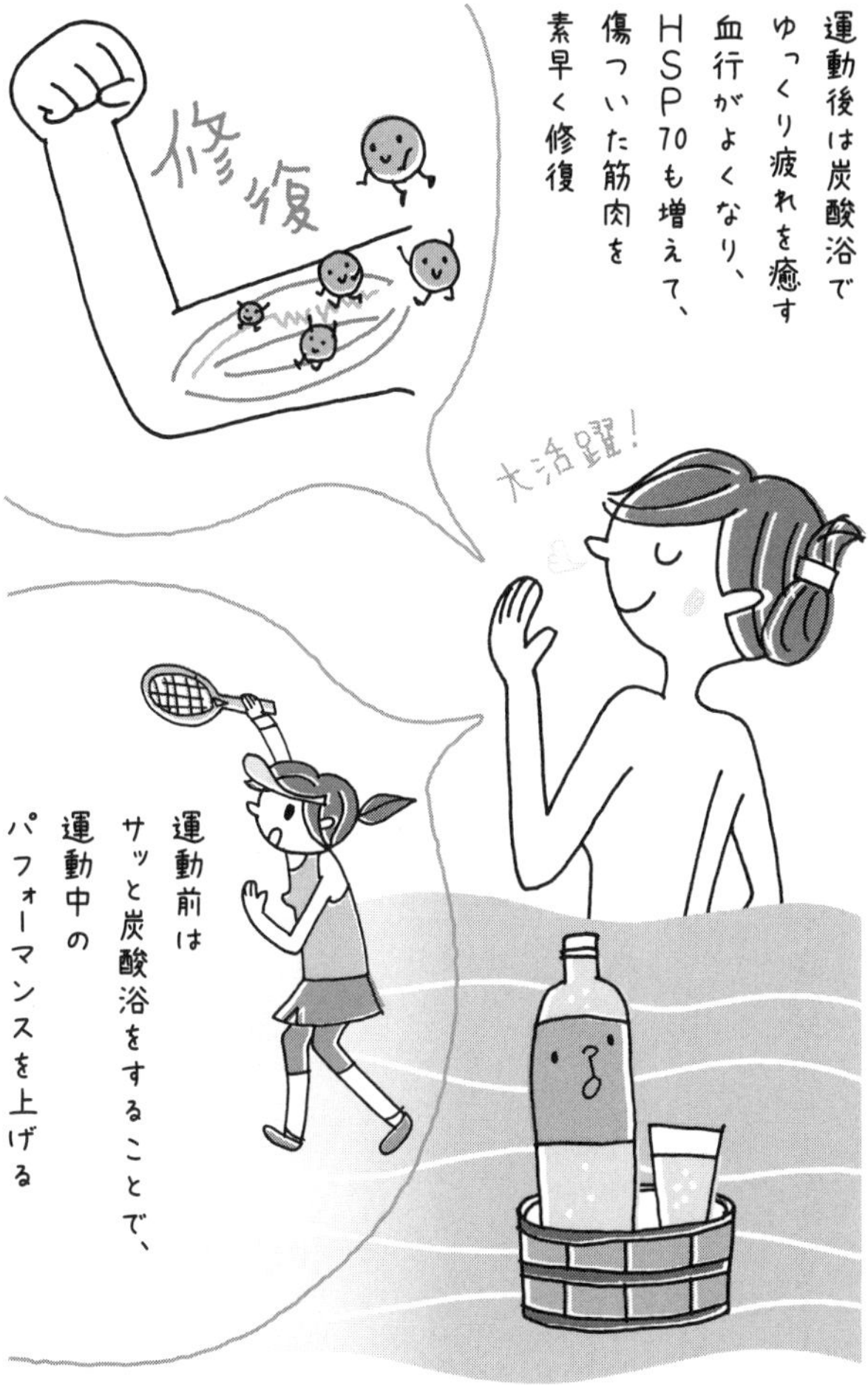
運動後は炭酸浴で
ゆっくり疲れを癒す
血行がよくなり、
HSP70も増えて、
傷ついた筋肉を
素早く修復
修復
大活躍!
運動前は
サッと炭酸浴をすることで、
運動中の
パフォーマンスを上げる

足をつけるだけの「足浴」でも疲労や筋肉痛の解消に効果アリ

炭酸浴よりもっと簡単に、手軽に疲労回復をしたいという人におすすめなのが、「足浴」です。足浴というのは、部分的に体を温めて血行をよくしようというものです。

それを、炭酸水をプラスしたお湯で行うと、温度には関係なく、炭酸ガスが足の皮膚から浸透することによって血管が開くので、さらに早く、効果的に血行を促進することができます。というと、「部分的に血管が開くのか」と思うでしょうが、血管が開くのは部分であっても、そのことが脳を刺激してリラックスモードに切り替わるので、結果、全身の血流がよくなります。

それに、部分浴の場合、お湯の量が少なくてすむので、高濃度の炭酸湯を作ることが可能です。たとえば、足浴の場合、40℃くらいの湯1ℓと温めておいた炭酸水1ℓがあればOK。1：1の高濃度のお湯で炭酸浴の効果を上げることができます。

また、足の血行がよくなるので、運動後に行うと、筋肉痛の予防効果も抜群です。

足浴のしかた

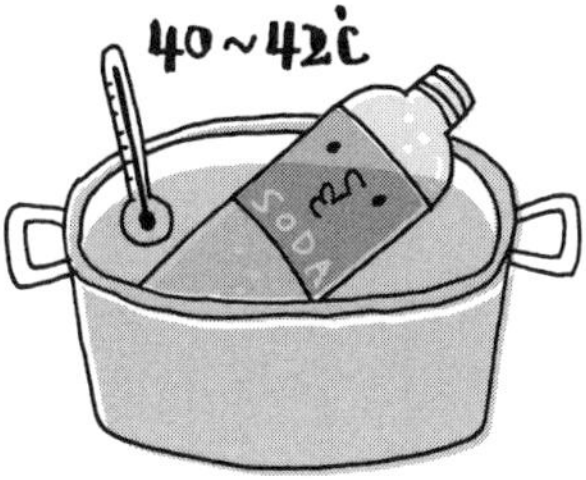

1 炭酸水1ℓを40~42℃くらいのお湯で湯せん

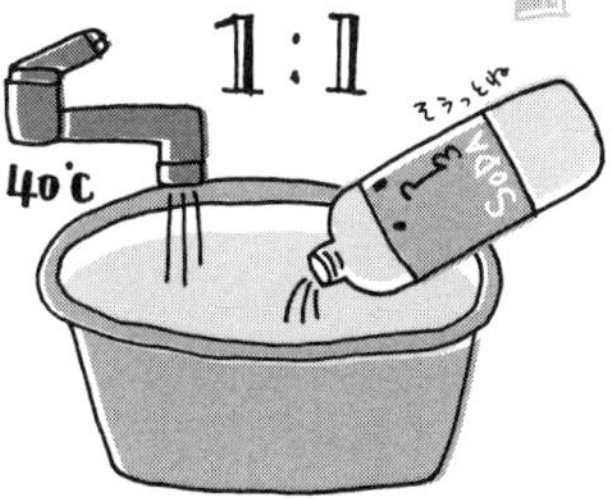

2 40℃くらいの湯1ℓと合わせる
*激安の炭酸水をゲットできたら、温めた炭酸水2ℓで行っても

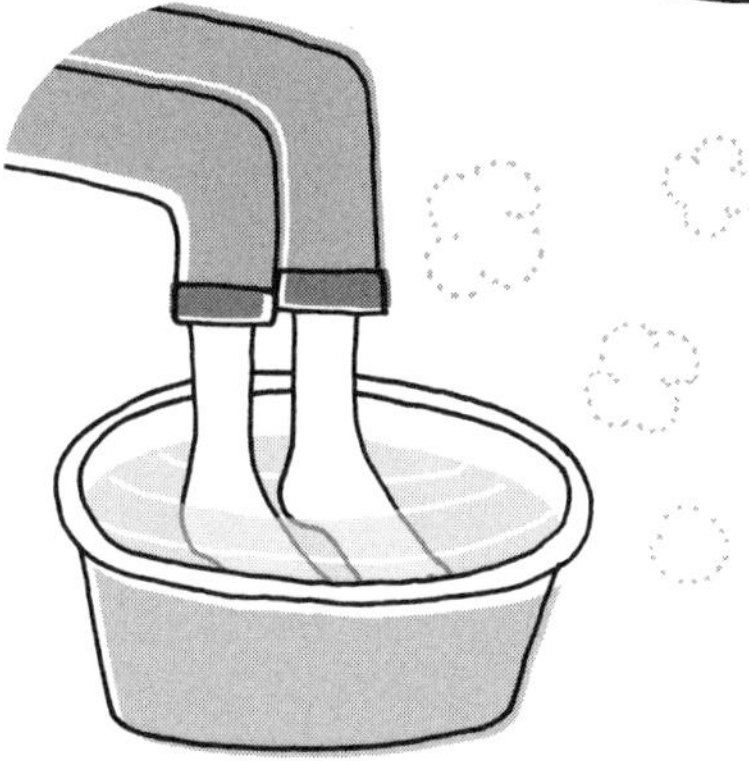

3 洋服を着たまま、足だけを15分くらいつける

寝る前の手浴・足浴で不眠を解消

部分浴には、足浴のほかに「手浴」もあります。手浴も足浴と同様、炭酸水につけているのは部分ですが、手の血管が開いたことが脳に伝わると、自律神経がリラックスモードに切り替わって、結果的に全身の血行をよくします。

手浴や足浴は、まさに寝る前の入眠儀式にうってつけ。よく赤ちゃんがぐずるときに手足を触ると温かいのは、眠くなっているからです。人間は体温が下がるときに眠気がやってくるので、手や足といった末端から熱を放出することによって眠りモードに入るのです。

ストレス社会の現代では、不眠に悩む人が6人に1人の割合でいるといわれています。ストレスが強いと、夜になってもなかなか交感神経を副交感神経に切り替えられないのが、不眠の原因。だから、寝る前に手浴、または足浴をすることで手足を温めて、交感神経を切り替えましょう。温まった熱が放出される効果とあわせて、眠りが訪れます。

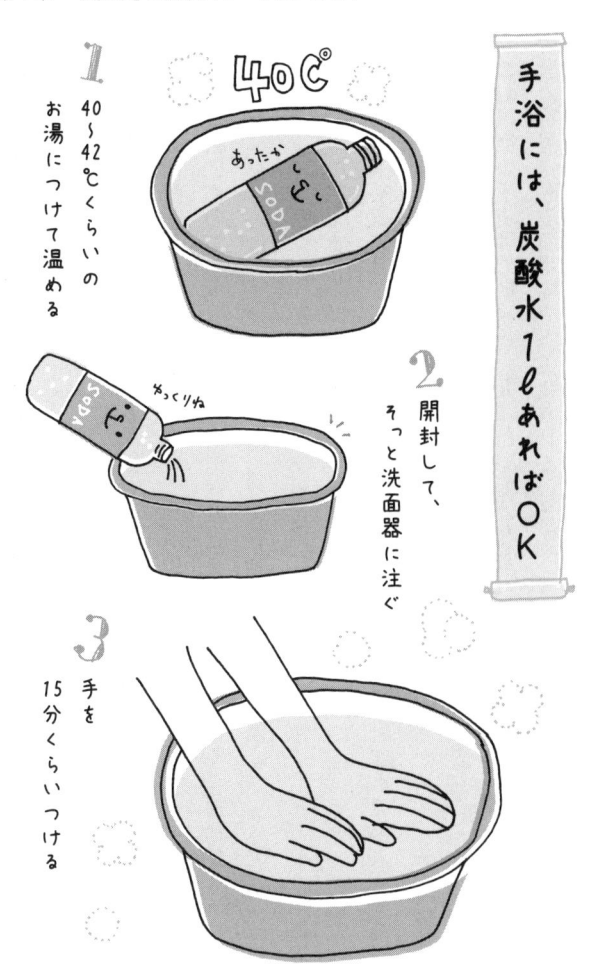

手浴には、炭酸水1ℓあればOK

1

40〜42℃くらいのお湯につけて温める

2

開封して、そっと洗面器に注ぐ

3

手を15分くらいつける

糖尿病には飲んでダイエット、足浴で血行促進

日本でうなぎ登りに増加している病気が、糖尿病です。中高年になると、とくに男性の場合、健康診断で血糖値が高いといわれていませんか？

そんな糖尿病のコントロールや予防にひと役買うのが炭酸水です。血糖値を下げるために必要なことは、まずダイエット、つまり食べすぎの予防です。そのためには、ダイエットの項目（28～33ページ）にあるように、食前に炭酸水を飲んだり、アルコールの代わりに炭酸水を飲んだりして、食改善に努めましょう。

そして、糖尿病が進んだときに引き起こされる足の壊疽《えそ》に、炭酸水での入浴や足浴が予防効果を発揮します。壊疽というのは、足の血流が悪くなるため、足先から細胞が腐りはじめることで、ひどくなると、足を切断することもあります。

この壊疽の予防は、糖尿病の人にとっては非常に重大なこと。そのために炭酸浴や炭酸の足浴は医療の現場でも実践されています。ぜひ、自宅でも炭酸浴を行って、早め早めの予防に努めましょう。

食が豊富な現代では、糖尿病はまさに国民病

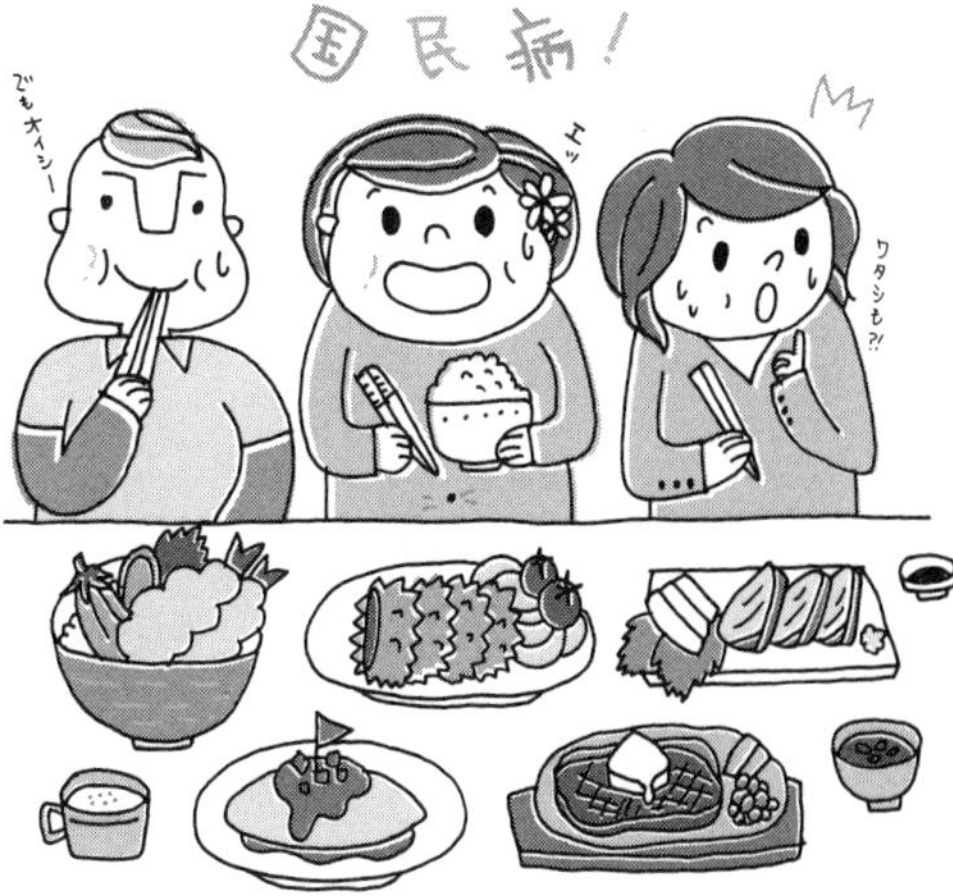
国民病!
でもオイシー
エッ
ワタシも?!

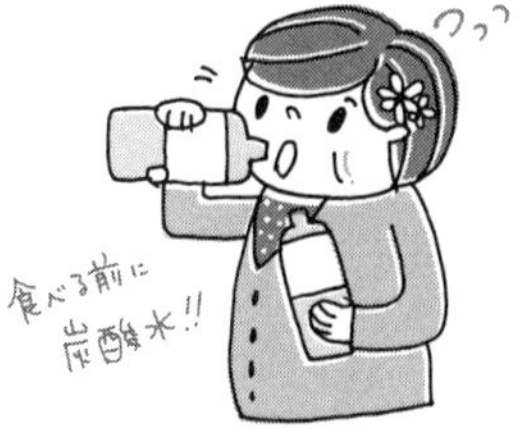
食べる前に炭酸水!!

炭酸水を飲んでダイエット

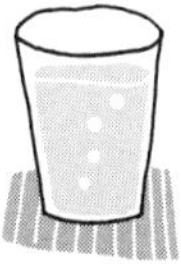

炭酸浴や足浴で、足の血行をよくしておく

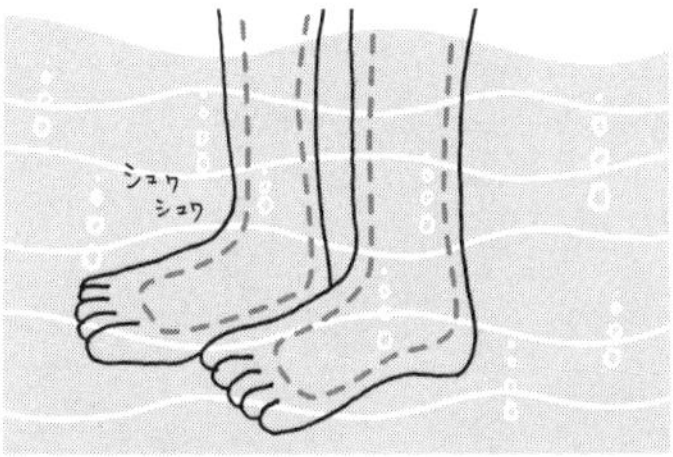

腰痛、関節痛、リウマチの痛みを炭酸浴で軽減する

腰痛、関節痛、リウマチといった痛みは長く続き、なかなかスッキリと完治しないのが厄介です。また、これらの病気については、手術に踏み切るより、いかに日々の痛みを軽減するかが治療のポイントであるといわれています。

炭酸浴は、痛みの軽減にも役立ちます。炭酸ガスのおかげで血液循環がよくなるので、痛いところにたまっている痛みの物質を洗い流すことができます。また、体温が上がることによって、脳に痛みを伝達する神経が麻痺するので、入浴するだけで痛みがスッキリとれるのです。

さらに、入浴によってのんびりリラックスすると筋肉の温度が少し上がり、縮まっていた足や腰の筋肉が伸びるので、それも痛みの軽減をサポートします。

実際に、整形外科の理学療法では、腰痛などの痛みを訴える患者さんのために、炭酸水での足浴を取り入れている病院も増えてきました。誰でも手軽にできるので、自宅でも足浴で痛みのケアをしてみましょう。

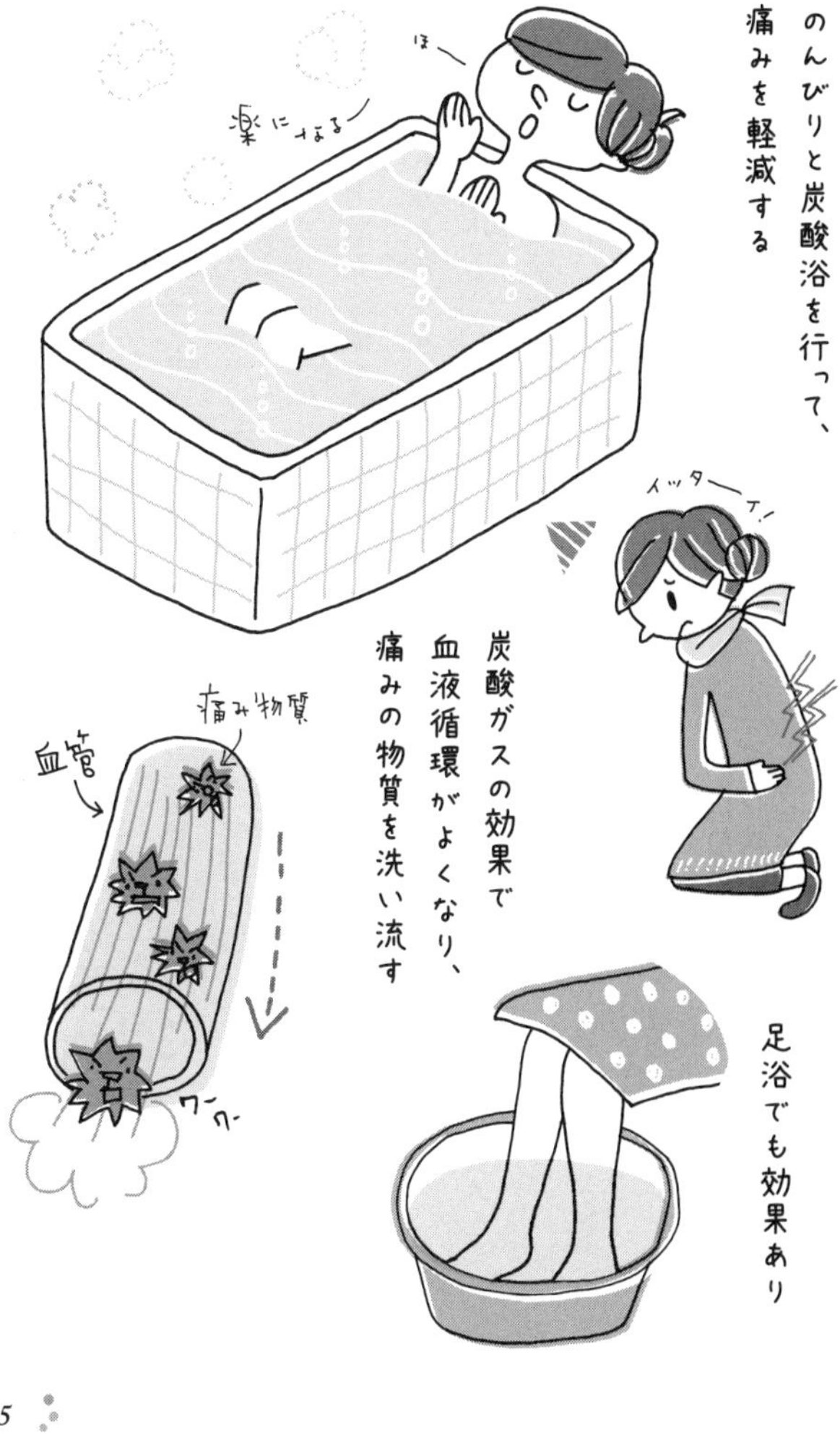
のんびりと炭酸浴を行って、
痛みを軽減する
ほー
楽になるー
イッターイ！
炭酸ガスの効果で
血液循環がよくなり、
痛みの物質を洗い流す
痛み物質
血管
ワーワー
足浴でも効果あり

／ケガには炭酸水湿布。＼手足のケガなら、手浴や足浴も効果的

介護の現場では、床ずれを治療するために「炭酸湿布」が行われています。

これは、温めた炭酸水をガーゼに浸し、床ずれの部分に貼るというもの。薬でも何でもないただの炭酸水ですが、貼った部分の血行がよくなるので、壊れた細胞の修復に必要な酸素やたんぱく質がどんどん回ってきて治りが早くなります。細胞を修復するHSP70が増加するのも、回復のスピードを早めます。

すり傷や切り傷など、ケガをしたときも炭酸湿布を利用するといいでしょう。ただし、炭酸水に殺菌作用はないので、まず患部を洗って消毒をし、そのあとで炭酸湿布をします。温めた炭酸水をガーゼに浸し、患部に貼っておきます。そして炭酸湿布のあとも再び消毒してください。

ケガをした部分を炭酸水につけても同じ効果が得られますので、手や足のケガには手浴や足浴も効果的です。

すり傷、切り傷に炭酸湿布

温めた炭酸水をガーゼに浸し、患部にペタリ

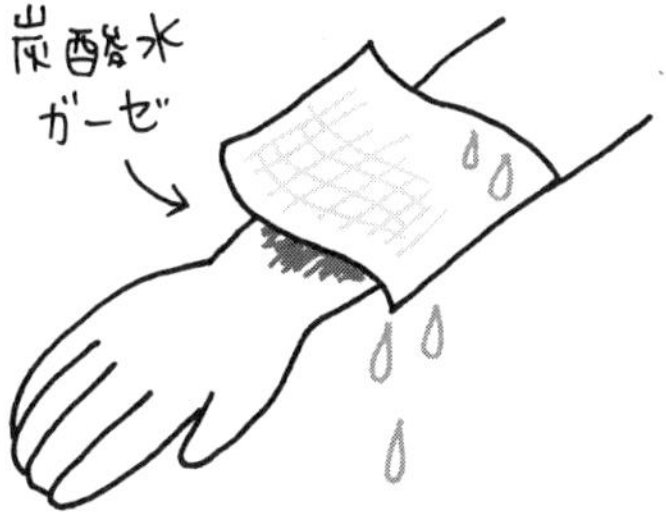

貼った部分の血行がよくなるので、壊れた細胞の修復に必要な酸素やたんぱく質がどんどん回ってきて治りが早くなる。

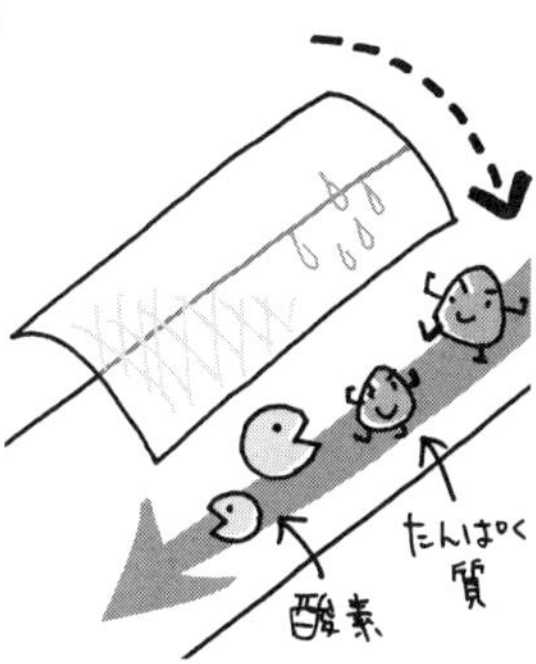

ケガをしたのが手や足なら手浴や足浴でもＯＫ

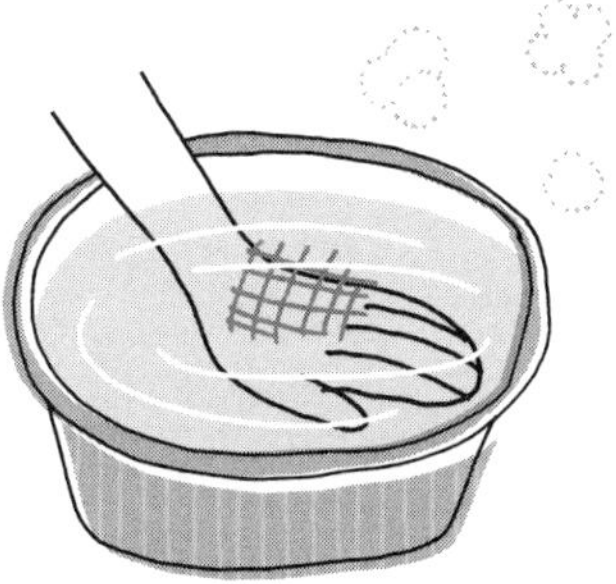

※殺菌効果はないので、炭酸湿布の前後に、消毒を行います

column

炭酸入浴の注意。換気扇を回して入る、自律神経の病気の人は不向き

家で炭酸浴を行う場合はあまり高濃度にはなりませんが、それでも、お湯から気体となった炭酸ガス（二酸化炭素）が蒸発しています。炭酸ガスは重いので、湯面の上にたまります。これをたくさん吸うと、頭がくらくらしたりすることがあるので、入浴中は換気扇を回すことを忘れずに。

または、お湯を湯船の縁までたっぷり張ってつかれば、炭酸ガスを多量に吸い込むのを避けることができます。

また、普段からお風呂から出るときに立ちくらみが起こりやすい人や、パーキンソン病やシャイドレガー症候群など、自律神経障害を伴う人は炭酸浴に向きません。こうした病気があると、どんどん血圧が下がり続けてしまい、立ちくらみやめまいを起こすこともあります。もちろん、高血圧の人や健常者であれば、炭酸浴を行っても血圧が下がりすぎることはありません。

第2章

「炭酸水」の美容パワーを使いきる！

＼洗顔後は「炭酸水すすぎ」で残った汚れを落とす／

フルメイクをした日は、クレンジングと洗顔フォームを使っても、スッキリ落としきれない感じが残ったりしませんか？　だから、クレンジングをたっぷり使っている、ていねいにこすっているという人は、即刻やり方を変えましょう。

クレンジングや洗顔フォームは、メイクや皮膚の汚れを落とすためのもので、実は肌そのものにとっては大敵です。メイクをきちんと落としたいからといって、洗顔に時間をかけるのはＮＧ。いつも通りにサササッとすませ、そのあとで「炭酸水すすぎ」をするのが、肌に負担をかけない方法です。

炭酸水に含まれている炭酸ガスは気泡化するときに、そこにあるアカやゴミを包んで一緒に持っていってくれるのです。さらに、炭酸水は弱酸性なので肌にやさしく、洗顔でアルカリ性に傾いた肌のpHを中和させてくれます。

炭酸水すすぎは、炭酸水と肌が触れている時間が長いほうがいいので、タオルなどを利用してじっくり炭酸水をいきわたらせましょう。

※肌にやさしい洗顔「炭酸水すすぎ」の方法

タオルに
常温の炭酸水を染み込ませ、
顔にあてて30秒くらい待つ

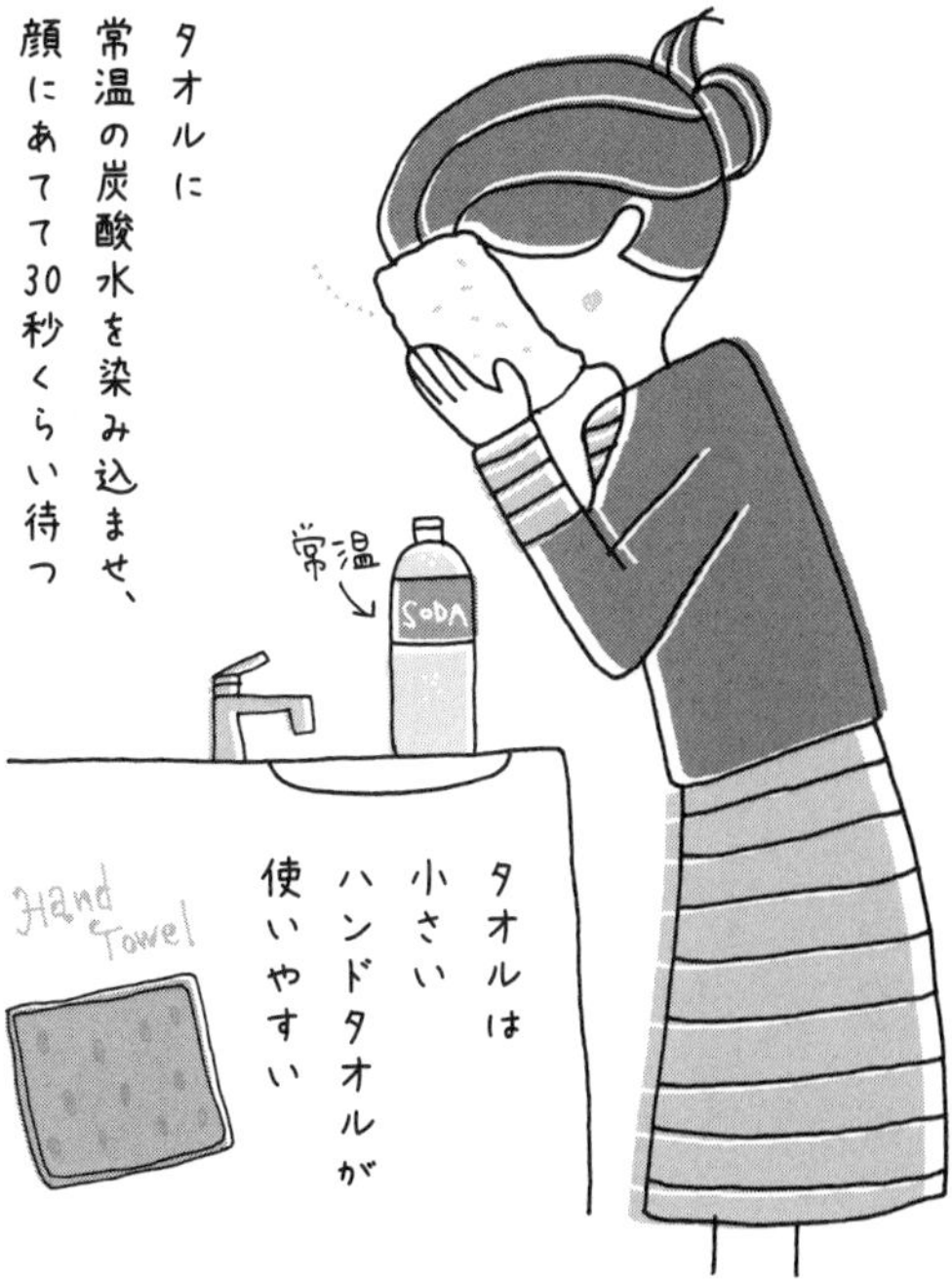

タオルは
小さい
ハンドタオルが
使いやすい

※肌が弱い人は、
水と二酸化炭素で
できている
炭酸水を使って
（炭酸水素ナトリウム
入りのものは
肌が荒れる可能性もあり）

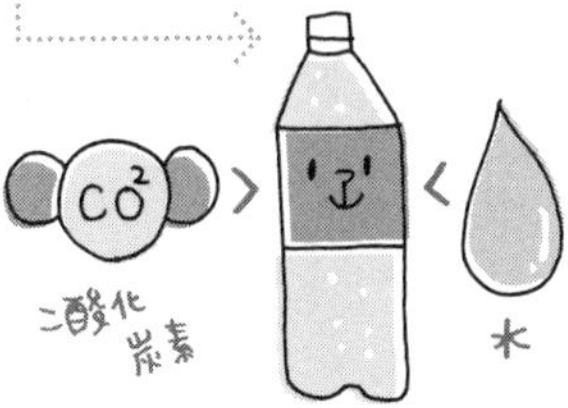

＼炭酸パックで毛穴の汚れを除き、
＼脂性肌も改善

炭酸水の汚れを取る効果を利用したのが、「炭酸パック」です。炭酸ガスが吸着する汚れは細かいものなので、まずは、いつも通りに洗顔します。

そのあとに、常温の炭酸水をコットンに浸して、顔に貼りましょう。5分ほどおいておくと、炭酸ガスが毛穴の汚れ、古くなった角質、余分な皮脂などを核にして気泡化し、きれいに取り除いてくれます。

炭酸水が冷たすぎると肌が緊張してしまうので、常温で使うのがベスト。また、炭酸ガスの濃度が高いほうが効果的です。20℃の炭酸水であれば、1700ppmぐらいの炭酸ガスが溶け込んでいます。

炭酸パックにはアストリンゼント（引き締め）効果もあるので、脂性肌の人は気になるTゾーン（額や鼻）を中心にパックをするのがおすすめ。皮脂がとれてサッパリするだけでなく、肌が引き締まります。ただし、炭酸パックに保湿効果はないので、保湿が必要な人は、パックの仕上げに美容液などを使って。

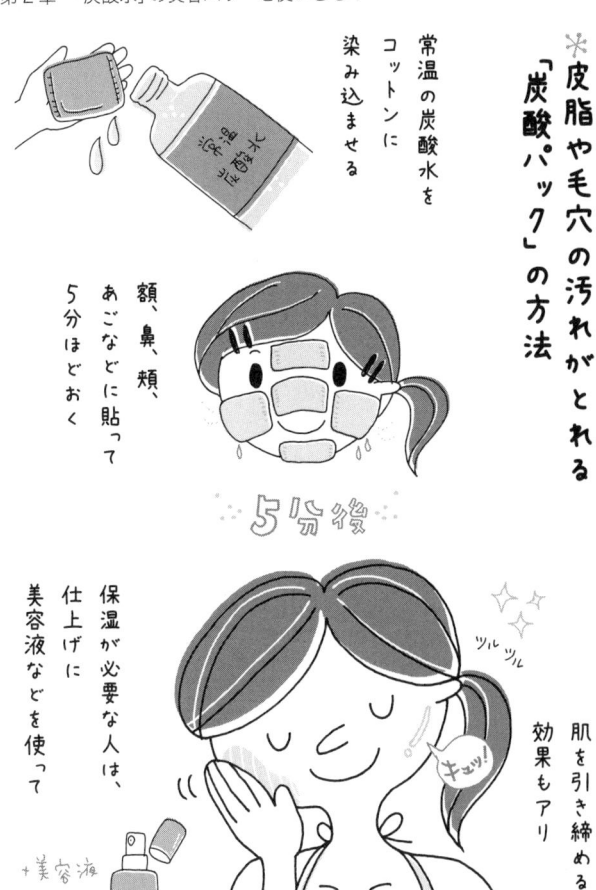

＊皮脂や毛穴の汚れがとれる「炭酸パック」の方法

常温の炭酸水をコットンに染み込ませる

額、鼻、頬、あごなどに貼って5分ほどおく

5分後

肌を引き締める効果もアリ

保湿が必要な人は、仕上げに美容液などを使って

＼フルフェイスの炭酸パックで血行を促進、肌のくすみを取る／

炭酸パックは、顔の血行を促進するのにとても有効です。

真水と炭酸水を使った実験では、それぞれを含ませたコットンを肌に10分貼っておくと、炭酸水のほうは肌がピンク色に紅潮するという結果が出ました。これは、炭酸水が肌に触れると、その部分の血管が拡張するということを明確に示しています。

実際に、炭酸パックを行ってみると、顔全体がピンク色になるので実感できるでしょう。

方法は簡単。ドラッグストアなどで何もついていないフェイスパック用シートを買ってきてもいいですし、家にあるものを利用するならキッチンペーパーやティッシュペーパーでもＯＫ（この場合は、目と鼻の部分を少し破っておく）。それに炭酸水を染み込ませて顔に貼りつけ、10分くらいおきます。

炭酸水は常温（20℃くらい）でもいいですし、少し温めてもＯＫ。お風呂に入りながらパックをするときは、まず炭酸水をペットボトルごと浴槽につけて温め、それを利用します。

パックが渇いてきたら、ペットボトルの炭酸水を額のほうからかけ流します。肌の血管を開く作用は、炭酸水の中に含まれる炭酸ガスの働きによるので、まめに新しい炭酸水をプラスするのが、より効果をアップするコツ。

パックのあとにピンク色になった肌は徐々に元に戻りますが、炭酸ガスは真皮に浸透し、血行をよくします。その結果、肌の組織の中にある老廃物がよく洗い流され、同時に酸素とたんぱく質が取り込まれて、肌の新陳代謝がアップします。これは、動物実験でも実証されていて、すでに炭酸入りのコスメがたくさん出回っていることからも、その実力のほどがうかがえます。

その炭酸効果を簡単に、しかも、格安でできるのが、自分で作る炭酸パックです。肌の血行がよくなって新陳代謝が上がると、ターンオーバー（皮膚の細胞の入れ替わり）が効率よくなるので、肌のくすみがとれたり、キメが整ったりし、美肌づくりにつながります。

フルフェイスのパックをするときは、シートやペーパーに炭酸水をたっぷり含ませるとたれてくることがあるので、湯船につかりながら行うのがおすすめ。もちろん、湯船にも炭酸水を入れれば、全身の血管が開き、同時に疲労や冷えを解消する効果も得られます。

パックのあとは、化粧水や美容液を使って保湿しましょう。炭酸パックに保湿効果はありませんが、パックによって顔の血管が拡張しているので、化粧水や美容液のもつ有効成分をどんどん吸収することができます。

また、顔のツボ押しをしたり、マッサージしたりするのも、パックで血行がよくなっているときが最適。ツボ押しはパック中でもできるので、シワやたるみが気になる目のまわりや口のまわりを押してみましょう。

マッサージはパック後に、マッサージクリームなど、肌のすべりをよくするものを使って行います。小顔を目指すなら、目じりからあごにかけてのフェイスラインをマッサージすると、血行とともにリンパの流れもよくなってむくみがとれ、スッキリします。

※美肌になれる「フルフェイスの炭酸パック」の方法

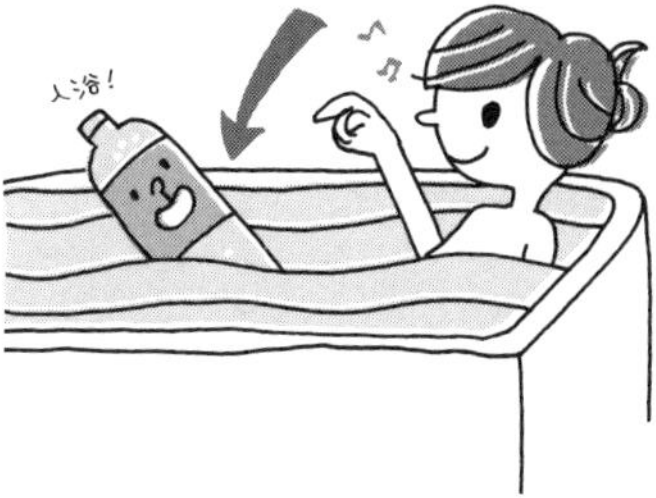

お風呂に入りながら、ペットボトル入りの炭酸水をつけて温める

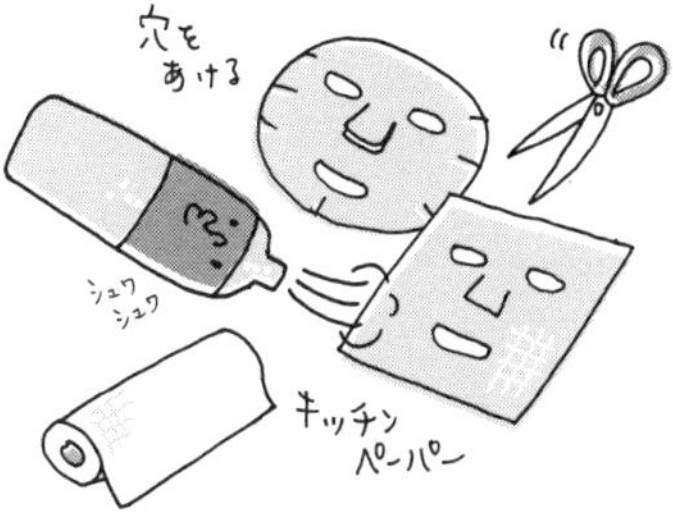

キッチンペーパーを破って穴をあけ、炭酸水を浸す

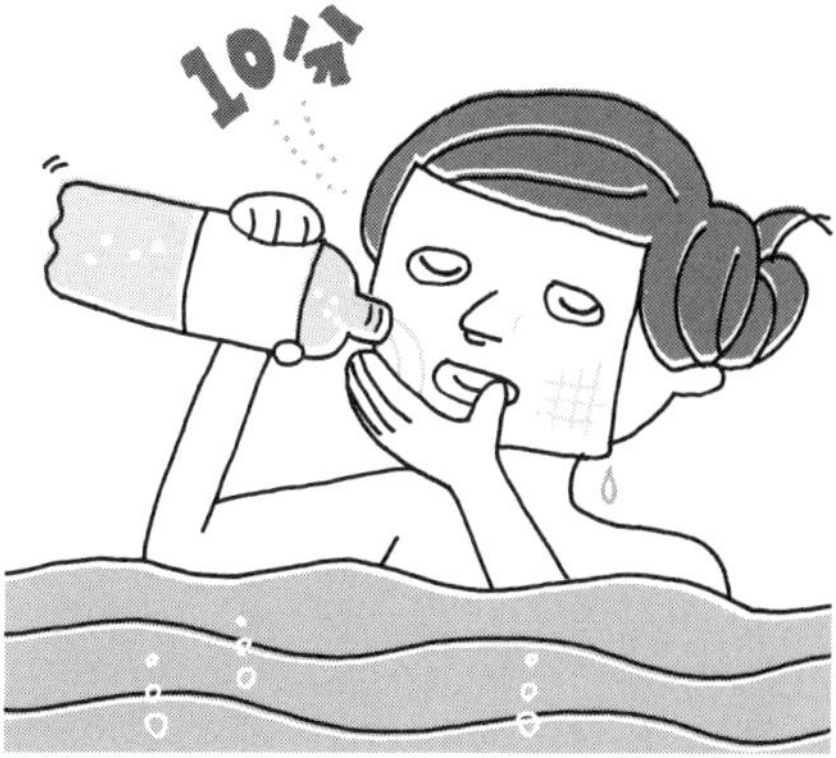

顔に貼って10分

乾いてきたら、ボトルから少しずつ炭酸水を注いで足す

＼首やデコルテも
炭酸パックで格安ケア／

首やデコルテのケアをしていますか？　そこは無関心という人が意外に多いのですが、実は、年齢が出やすいところです。でも、顔より広範囲な首やデコルテに、高価な美容液をたっぷり塗るなんて、論外……ですよね。

そこで、格安で、効果が確実な炭酸パックを利用しましょう。方法は、顔の炭酸パックと同じです。ただし、首やデコルテは範囲が広いし、顔パックのように目鼻の部分を破ったりしなくていいので、薄手のタオルを使います（宣伝用にもらう社名入りのタオルなどで十分）。

タオルを2本用意し、常温か、お風呂の湯で温めた炭酸水に浸し、1本は首に巻きつけ、もう1本は肩にかけてデコルテに貼りつけ、10分おきます。顔と同様、タオルが乾いてきたら、新しい炭酸水を注ぎましょう。

お風呂で半身浴をしながら行うと、全身の血行もよくなっているので、パックの部分的な効果もさらに高まります。

＊「首やデコルテの炭酸パック」の方法

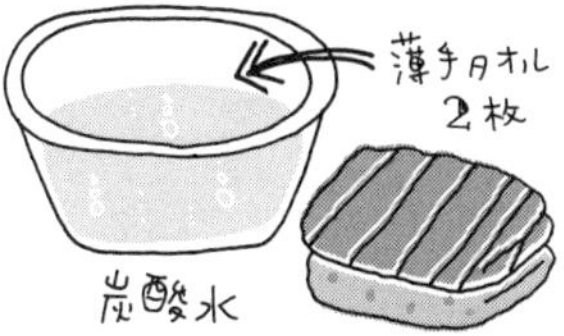

薄手のタオルを
2本用意し、
炭酸水に浸す

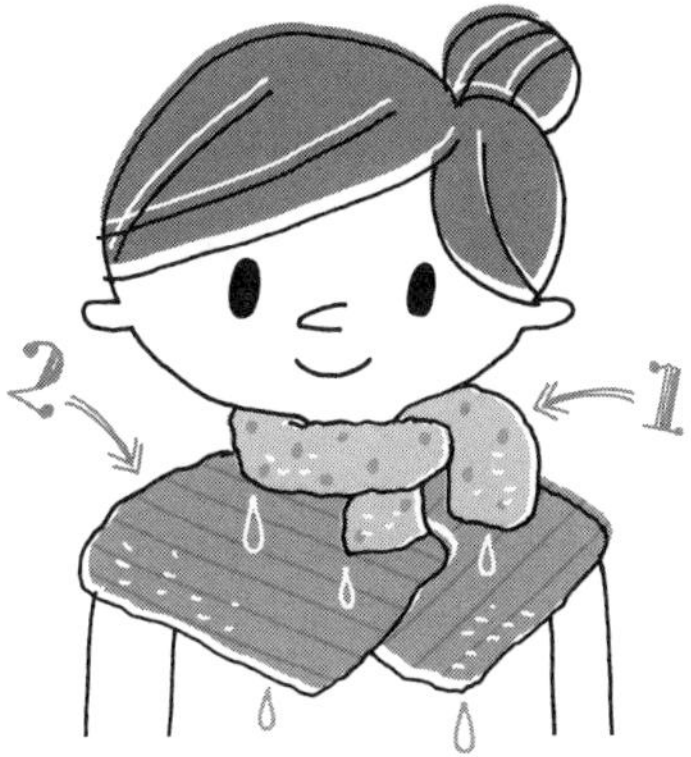

1本は首に巻きつける
もう1本は、
肩からデコルテに貼る

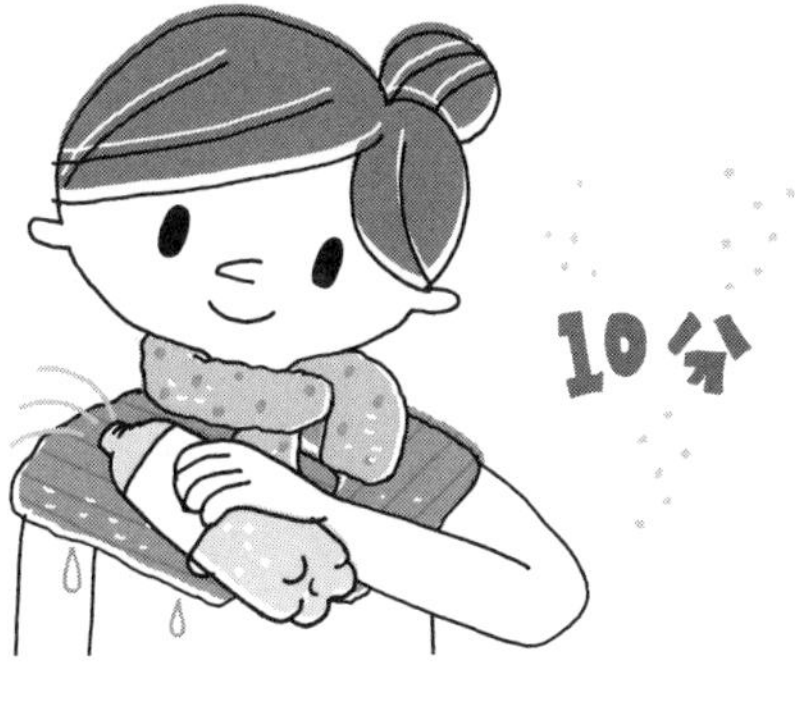

10分おく
ときどき新しい
炭酸水をふりかける

日焼けをしてしまったら、炭酸パックでターンオーバーを促進

アウトドアで遊んだりすると、日焼け止めを塗っていても、うっすら顔や首の回りが赤くなってしまうことがあるでしょう。

日焼けというのは、いわばヤケドのこと。ひどい状態でなければ自然に治りますが、紫外線の影響でシミやシワができやすく、肌も乾燥してしまいます。そこで、炭酸パックを行って、効率よく肌のターンオーバーを促しましょう。

ただし、日焼け直後の肌がほてっているときに炭酸パックをすると、なかなかほてりが収まらないのでNG。ほてりがあるときは、まず、コットンなどに冷たい真水を浸し、それを肌に貼りつけて冷やし、炎症を抑えます。

ほてりが完全に収まったら、今度は炭酸水パックで、肌の新陳代謝を促します。キッチンペーパーなどに炭酸水を含ませてフルフェイスパックをしてもいいし、コットンに含ませて気になる額や頬、鼻などを部分パックしてもOK。炭酸水に化粧水を加えると、保湿成分の浸透がよくなって、日焼け後の乾燥を素早くカバーできます。

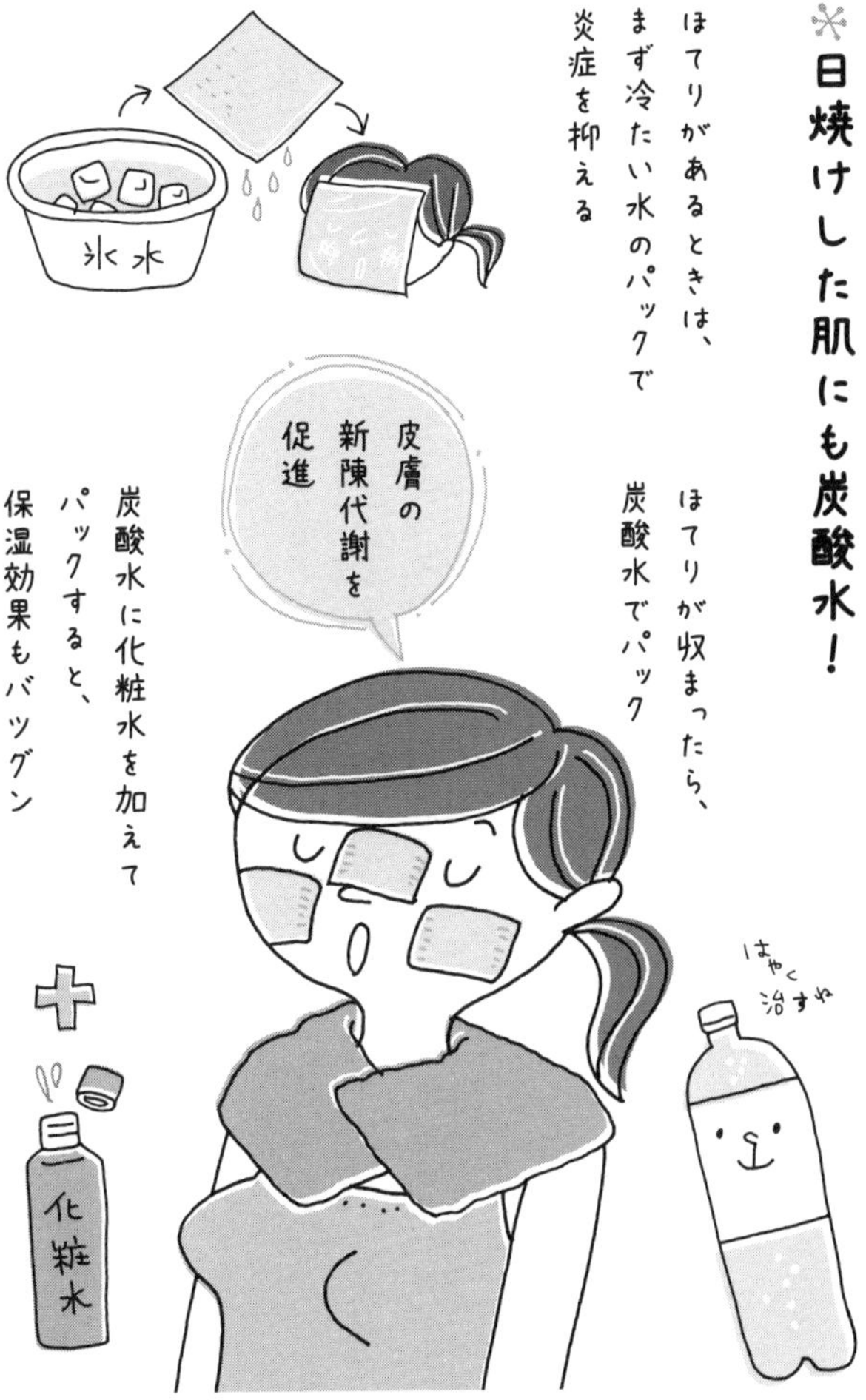
日焼けした肌にも炭酸水！
ほてりがあるときは、まず冷たい水のパックで炎症を抑える
氷水
ほてりが収まったら、炭酸水でパック
皮膚の新陳代謝を促進
炭酸水に化粧水を加えてパックすると、保湿効果もバツグン
はやく治すね
化粧水

＼「炭酸水＋柑橘系」ドリンクで美肌をつくる／

「体内美容」という言葉があるように、美肌をつくるには外からだけでなく、内側からのケアも同じくらい大事です。

栄養成分でいえば、肌をつくるために欠かせないたんぱく質、メラニン色素の生成を抑えてシミを予防するビタミンC、トマトのリコピンなど抗酸化作用のあるポリフェノールを十分にとりましょう。そのときに炭酸水を一緒に飲めば、胃腸の血流がよくなるので、大事な成分を効率よく消化・吸収することができます。

たとえば、冷やした炭酸水にレモンやグレープフルーツ、オレンジなどの果汁を絞るだけで、ビタミンCたっぷりのドリンクに。

または、牛乳や豆乳、野菜、フルーツなどでジュースを作り、仕上げに冷やした炭酸水を加えると、たんぱく質や各種のビタミンがそろった栄養たっぷりドリンクが出来上がります。炭酸水のシュワシュワで消化・吸収がよくなるうえ、発泡ジュースになるので飲みごこちもスッキリ。

美肌づくりにきく炭酸水の飲み方

冷やした炭酸水に、
レモンや
グレープフルーツ
などの果汁を絞る

ジュースを作る場合、
炭酸水も一緒に撹拌すると
炭酸ガスが抜けてしまうので、
最後に混ぜるのがコツ

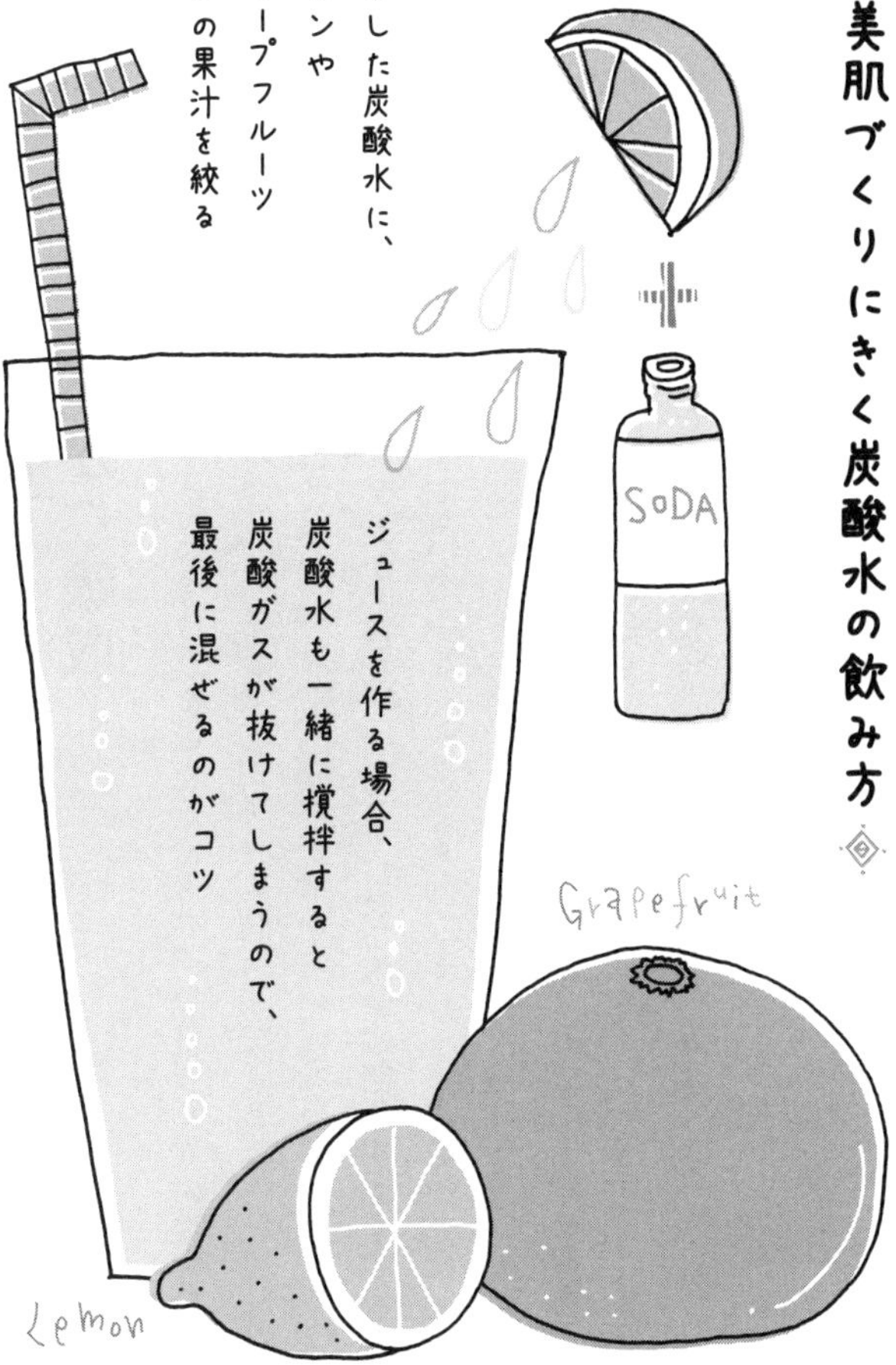

＼ハーブティーに炭酸水を加えて／
有効成分をしっかり吸収

ハーブティーは、自然の植物がもつチカラをいただくもの。美肌づくりのためにローズヒップやハイビスカスティーを、ストレス解消のためにカモミールティーを――といったように、目的に合わせてハーブティーを飲む習慣をもつ人も多いでしょう。

そんなハーブティーの有効成分を効率よく吸収するには、炭酸水割りがおすすめです。ハーブがぎりぎりにつかるぐらいの少ない熱湯で入れ、それをよく冷やした炭酸水で割って、アイスハーブティーを作ります。

炭酸水は温度が高くなるほど、大事な炭酸ガスが抜けてしまうので、炭酸水を沸かして入れたのでは炭酸効果を得られません。少量の湯でハーブティーを作り、炭酸ガスが十分に溶け込んでいる冷やした炭酸水を使って作るのがポイント。

炭酸水のシュワシュワが胃腸の血管を拡張するので、ハーブのもつ有効成分が効率よく吸収されるのです。

炭酸アイスハーブティーの作り方

ポットにハーブを入れ、ハーブがつかる程度の熱湯を注いで抽出する

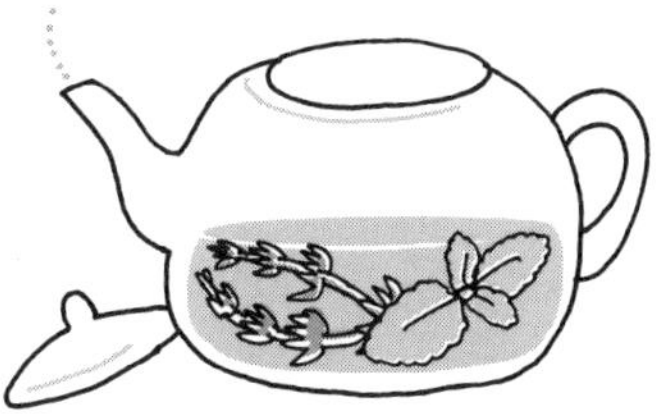

冷めたらカップに移し、よく冷やした炭酸水で割る

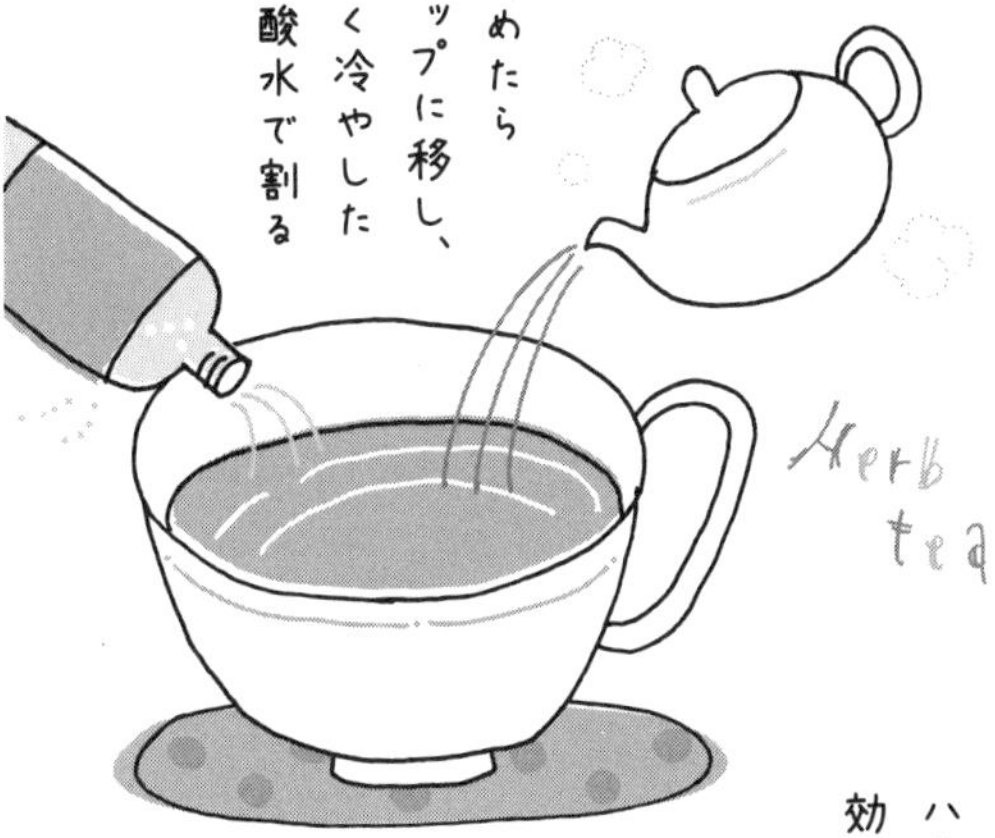

炭酸水で胃腸の血管が拡張して、ハーブの有効成分を効率よく吸収

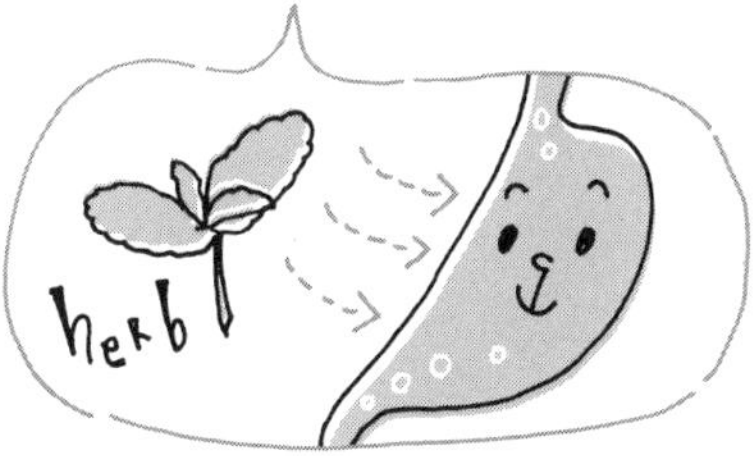

髪を洗ったあとの炭酸水すすぎで細かい皮脂汚れを取る

炭酸水を使ったヘッドスパは、美容・理容業界ではすっかり定着しています。炭酸水は細かい汚れをきれいに取り去る働きがあるので、髪の毛や頭皮に残った汚れや油脂が除かれてサッパリします。

とくに、ヘアオイルやヘアワックスなどのスタイリング剤を使ったときは、何となくシャンプーだけでは汚れが取り切れないもの。また、頭皮の汚れは、とくに女性の場合、爪を長くしているとゴシゴシ洗いができないので気になります。

そんな汚れをスッキリ落とすには、普通にシャンプーをしてすすぎをした最後に、仕上げの炭酸水すすぎを行うのがおすすめ。

ペットボトルから直接頭に炭酸水をかけ、地肌や髪の毛にそっともみ込んで2～3分おきます。炭酸水は常温でいいですが、冬場などで冷たいと感じるときは、湯船に入れて温めておくといいでしょう。炭酸水は水と炭酸ガスだけでできているので、さらにお湯で洗浄する必要はなし。そのまま乾かしてOKです。

＊自宅でできる「炭酸水ヘッドスパ」のやり方

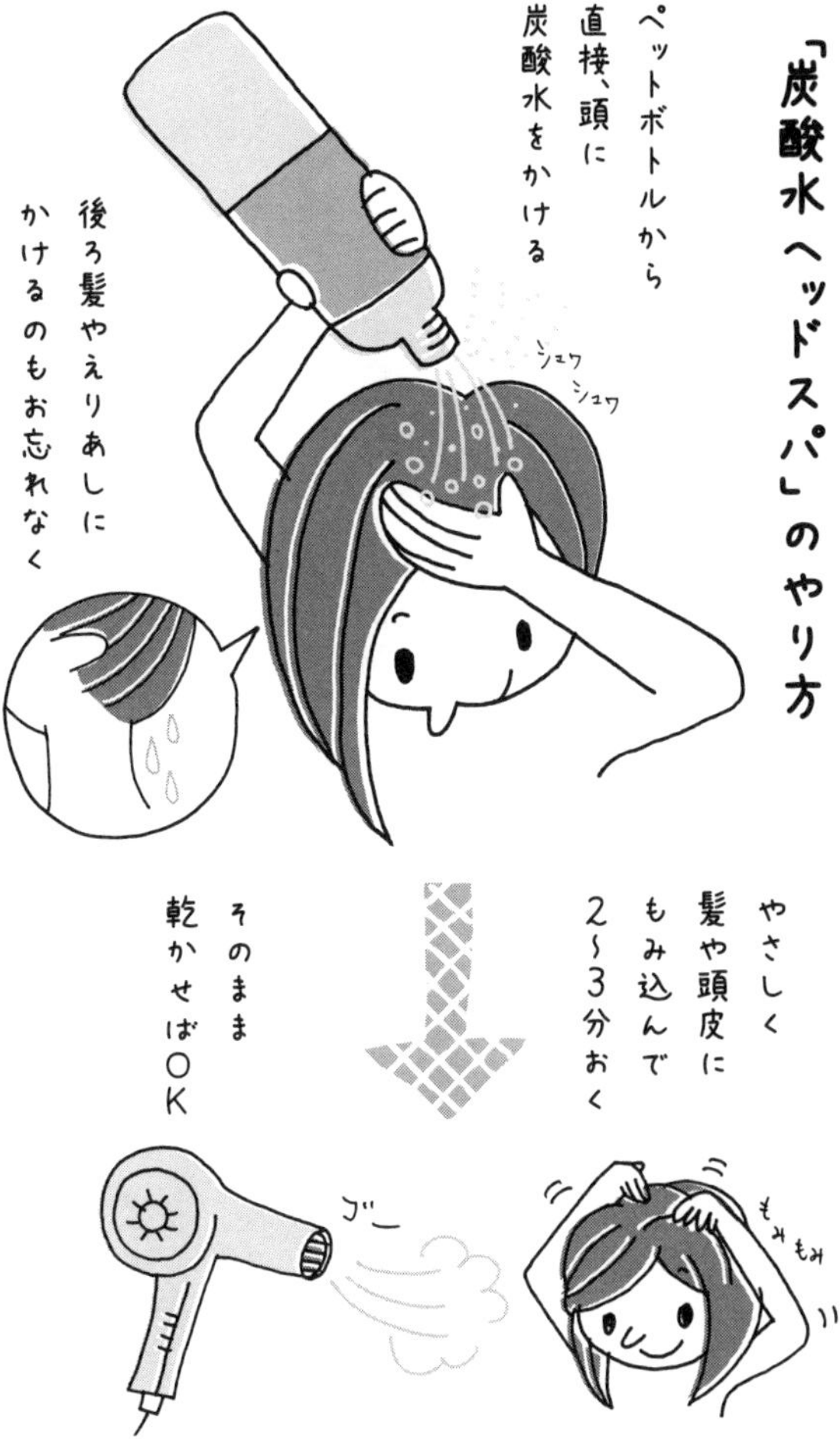
ペットボトルから
直接、頭に
炭酸水をかける
シュワ
シュワ
後ろ髪やえりあしに
かけるのもお忘れなく
やさしく
髪や頭皮に
もみ込んで
2～3分おく
もみもみ
そのまま
乾かせばOK
ゴー

／炭酸ヘアパックで
＼毛穴の中の汚れまでスッキリ

美容室やエステサロンなどのメニューにあるヘッドスパに、最近、炭酸水が取り入れられています。これは、人工的に作った高濃度の炭酸水をシャワーで髪の毛や頭皮にあてて、毛穴に詰まっている皮脂まできれいに洗い落とすというものです。

これを自宅で手軽に行うのが、炭酸ヘアパック。ペットボトルには炭酸ガスが3000～6000ppmと高濃度に含まれているので、開封直後の炭酸水をタオルにたっぷりと染み込ませ、それをターバンのように頭に巻いて10～15分おきます。途中で、炭酸水をかけて、新たに炭酸ガスを追加するとさらに効果的。毛穴の汚れを取るだけでなく、頭皮の血管が開いて血流がよくなるので、髪の毛にしっかり栄養を送ることができます。

炭酸ヘアパックは、炭酸水がぽたぽたたれてくるので、入浴の時間を利用して行いましょう。炭酸水は常温でもいいですが、頭に巻いているとだんだん冷たく感じてくるので、湯船に入れて温めておいたものを使っても。

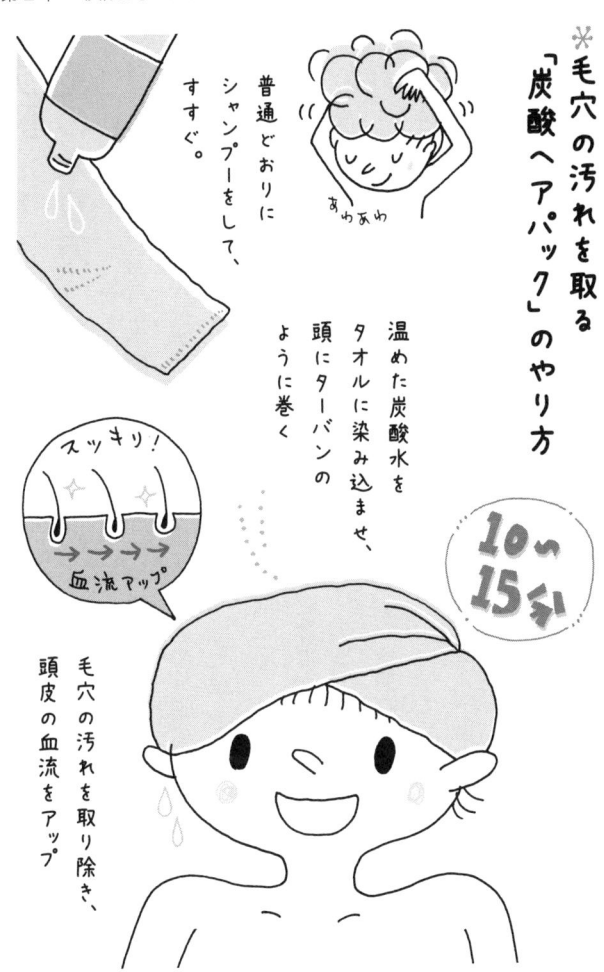

＊毛穴の汚れを取る
「炭酸ヘアパック」のやり方
普通どおりにシャンプーをして、すすぐ。
あわあわ
温めた炭酸水をタオルに染み込ませ、頭にターバンのように巻く
10〜15分
スッキリ！
血流アップ
毛穴の汚れを取り除き、頭皮の血流をアップ

炭酸浴で冷え症を改善。夏の入り方、冬の入り方

バスタブに張ったお湯に炭酸水を加え、そこに10～15分ほどつかるのが炭酸浴です。炭酸水に含まれている炭酸ガスが皮膚から浸透することで、血管が拡張し、血行がよくなります。血行がよくなると、当然のことながら、冷え症も改善されますが、炭酸浴に保温効果はありません。血行がよくなっているのですぐに体温が上がりますが、代わりに熱の放出も早く、お風呂から上がるとすぐに体温が下がるのです。

炭酸浴を行うときは、この摂理を上手に利用して、夏と冬とでちょっとした工夫をしましょう。夏場は、お風呂から上がったらそのままでいます。つまり、体温が放出されたほうがスッキリするのです。

でも、冬はすぐに体温が下がると寒くなってしまうので、お風呂から上がったらガウンを着たり、靴下を履いたりして、上がった体温をキープ。自然にゆっくり体温が下がるようにすると、冷え症が改善されるうえ、自然に眠りモードに入ることができます。

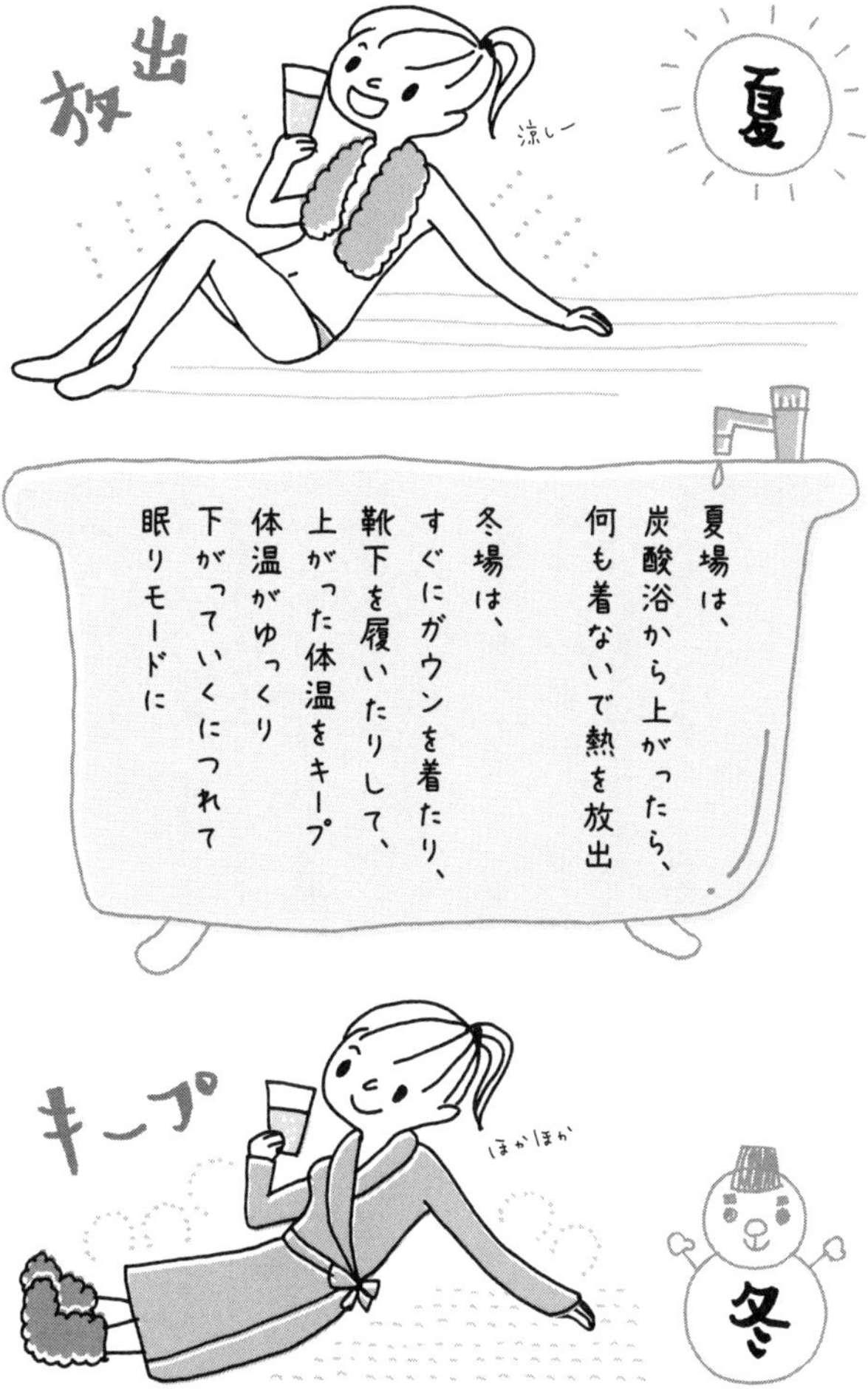
放出
夏
涼しー
夏場は、
炭酸浴から上がったら、
何も着ないで熱を放出
冬場は、
すぐにガウンを着たり、
靴下を履いたりして、
上がった体温をキープ
体温がゆっくり
下がっていくにつれて
眠りモードに
キープ
ほかほか
冬

炭酸水＋アロマ入浴でテンションを下げて眠りの質をアップ

美肌をつくるために欠かせないのが、睡眠です。女優やモデルさんの肌があんなにきれいなのは、きちんと睡眠をとっているというのも理由のひとつ。

美容や健康のために最適とされる睡眠時間は、7時間～7時間30分という統計が出ています。でも、実際の睡眠時間はというと、6時間をキープするのがギリギリという人も多いのでは？

そこで、睡眠時間はできる範囲で確保するとして、睡眠の質を上げることを目指しましょう。おすすめは、炭酸入浴をするときに、アロマオイルを数滴たらすこと。アロマはもちろん、自分のお気に入りの香りのものを選んでOK。催眠効果を得たいときはラベンダー、イライラを鎮めたり、ストレスを解消したいときはローマンカモミールを使うのもいいでしょう。

アロマオイルの有効成分は、香りをかぐことによって鼻から吸収され、脳のスイッチをオフに切り替えてくれます。

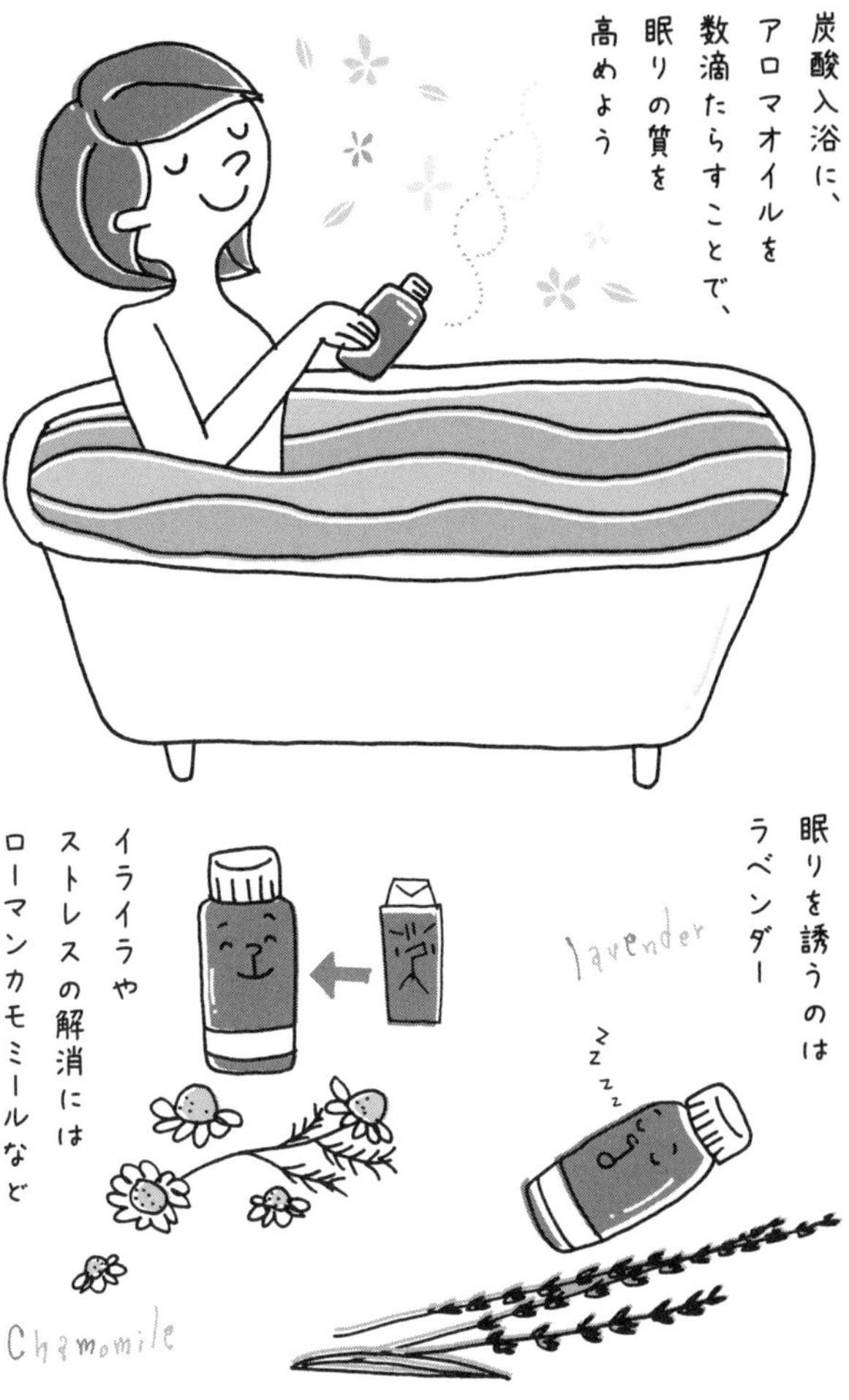
炭酸入浴に、
アロマオイルを
数滴たらすことで、
眠りの質を
高めよう
眠りを誘うのは
ラベンダー
lavender
イライラや
ストレスの解消には
ローマンカモミールなど
Chamomile

／足浴で冷えを改善、
＼むくみを取る

足先の冷えとむくみは、女性にとっての大敵。夕方になると、なぜか足がパンパンにむくんでだるくなったり、靴下の重ね履きをしてもつま先が冷えたり……。ちょっとした不調ですが、毎日続くので、何とか解消したいものです。

炭酸水の足浴は、温めた炭酸水と40℃くらいの湯を1：1ぐらいに合わせて、そこに足を10〜15分くらいつけるもの。炭酸水はペットボトルごと、40℃くらいのお湯につけて温めておきましょう。

普通のお湯だけで行う足浴もありますが、炭酸水を加えると、真水より1・5倍くらい温まることがわかっています。実際に温まって血管が拡張するのは足先だけですが、温まった血が全身にめぐると体温が上がって、全身も温まります。血行がよくなると足のむくみが取れ、だるさも解消されてスッキリします。

さらに、足先といった体の末端が温まると、体は自然に眠りモードに入り、安眠効果も得られます。寝る前に足を温めて、温まっているうちにベッドに入りましょう。

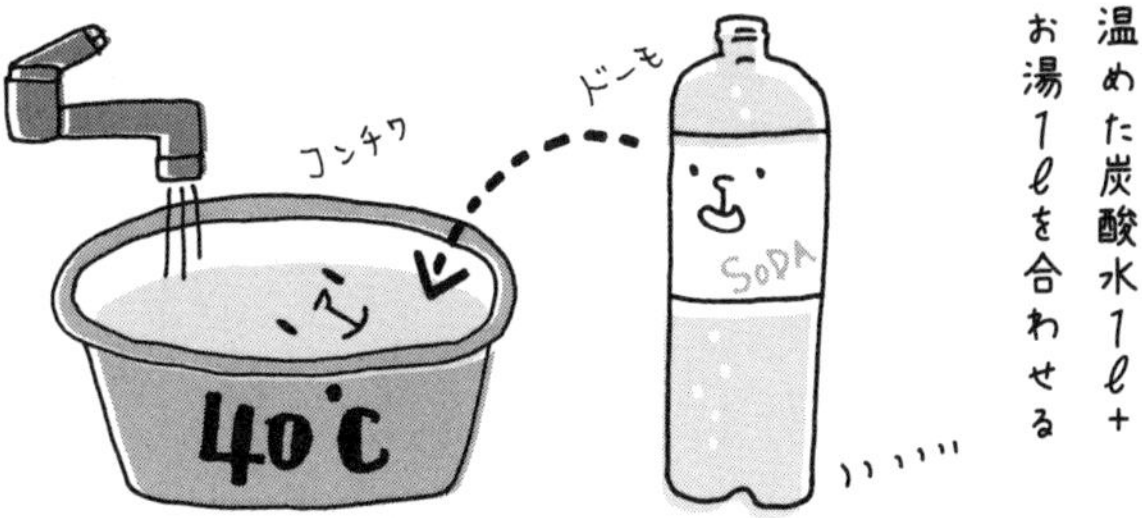
温めた炭酸水1ℓ+
お湯1ℓを合わせる
ドーモ
コンチワ
SODA
40℃

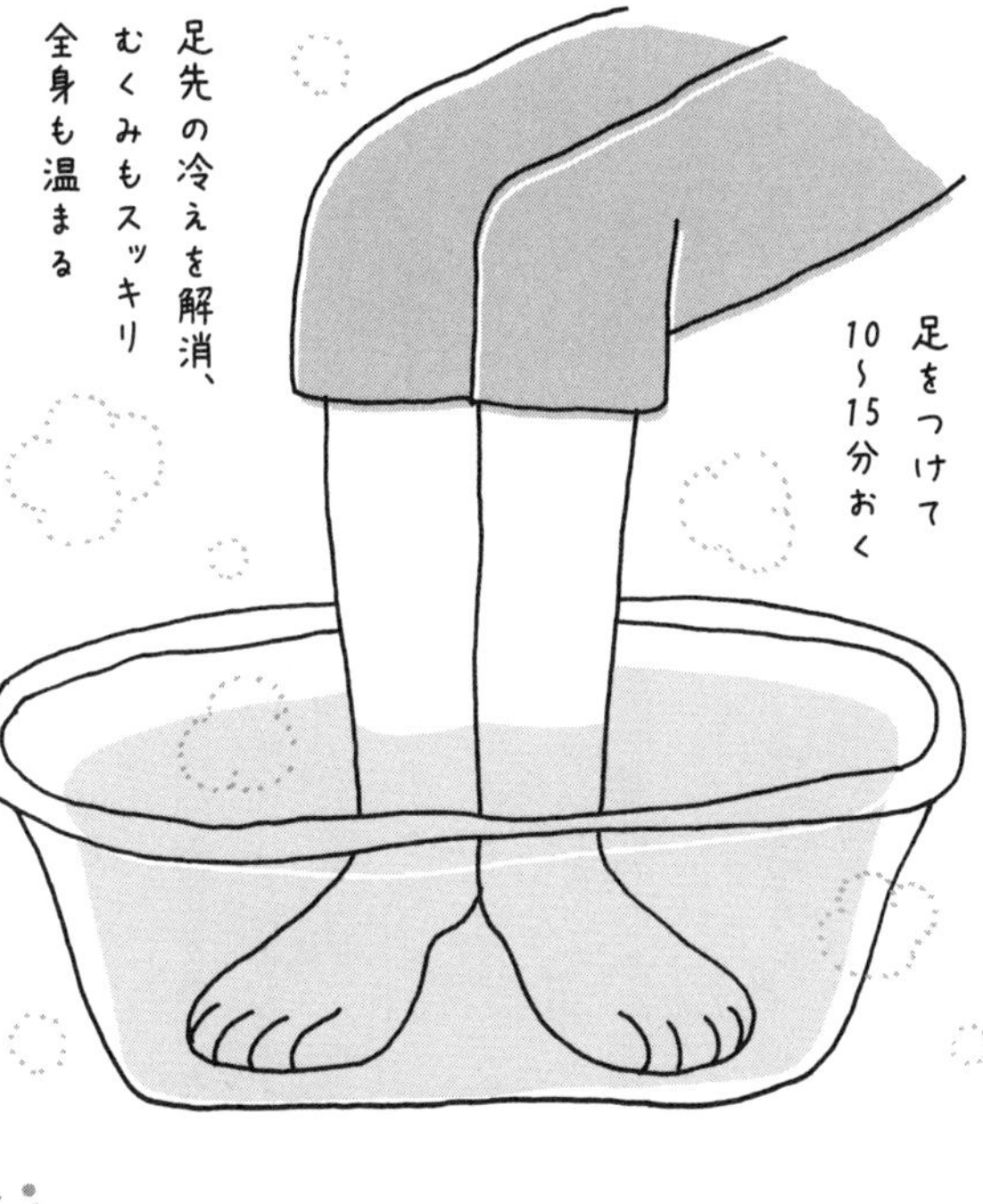
足をつけて
10〜15分おく
足先の冷えを解消、
むくみもスッキリ
全身も温まる

＼炭酸水の手浴で
冷え、肩こり、頭痛を改善／

手浴は、手先を温める効果もありますが、手先の血管が開いて血行がよくなると、腕から肩、首などにも伝わるため、肩こり、首こり、頭痛などの解消にも役立ちます。

とくに手先の冷えは感じないという男性でも、長時間のデスクワークで肩こりや首こりに悩まされている人が多いはず。手浴でこりをほぐし、仕事モードに入っている脳のテンションを下げ、リラックスモードに切り替えましょう。

手浴は、温めた炭酸水が1ℓあればＯＫ。ペットボトルごと40℃くらいのお湯につけて温め、それを洗面器などに注ぎ、手を10～15分ほどつけます。血管の拡張には炭酸ガスの濃度が必要なので、お湯の温度は高すぎないほうがベター。

イライラを鎮めたり、リラックスしたいときは、ローマンカモミールやリンデンなどのアロマオイルをたらしてもいいでしょう。ローマンカモミールには肌を保湿する効果もあります。

温めた炭酸水を
洗面器に注ぎ、
そこに手をつける

10分おく。
手先の冷えが
解消されるだけでなく、
肩こり、首こりも解消

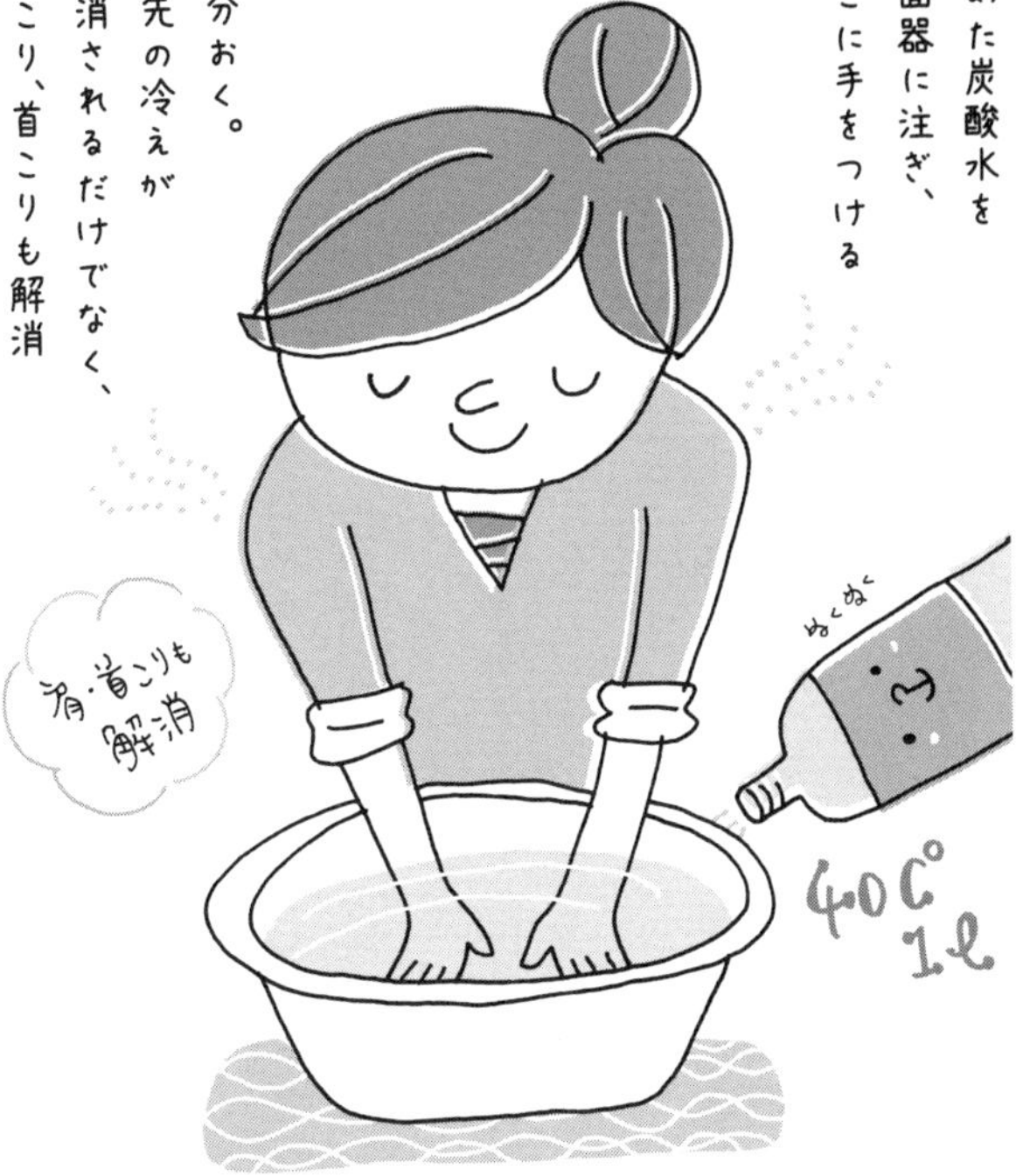

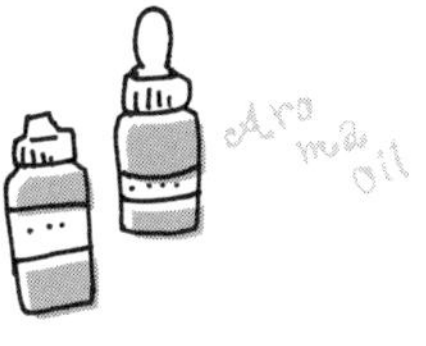

好みの
アロマオイルを
たらしても

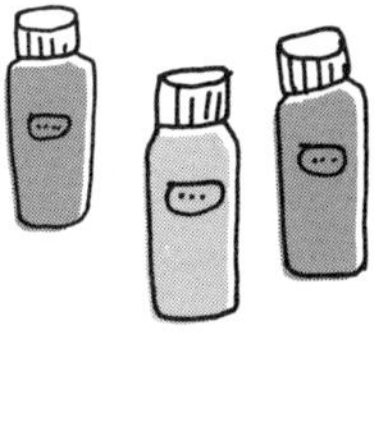

＼目の炭酸ホットパックで／
疲れを改善

現代では、パソコンやケータイ、テレビなど、一日中デジタル画面を見続ける生活が一般的になっているため、目の疲れを感じる人が増えています。せめて、一日の終わりにはケータイやタブレットなど、すべての電源をオフにし、目を休ませる時間をつくりましょう。

そのとき、炭酸ホットパックをすると、炭酸ガスの効果で血流がよくなって、涙の分泌が促されます。涙が十分になると、目に必要な栄養もいきわたります。炭酸ホットパックは、40℃くらいのお湯で温めた炭酸水にタオルを浸してゆるめに絞り、それを目の上にのせて10分くらいおきます。市販のアイマスクは熱によって目を温めるので温度が必要ですが、炭酸水の場合は炭酸ガス効果があるので、じんわり温かい程度でOK。

目を閉じて情報をシャットアウトすると目を休ませる効果があり、リラックスすることによって、涙の分泌量を増やすことができ、睡眠の質も上がります。

目の「炭酸ホットパック」で涼やかなまなざしに！

温めた炭酸水をタオルに浸し、目の上にのせる
SODA
ホットホット！
10分ほどおく
うるうるキラキラ
血流アップ！
目の血流がよくなって、涙が分泌され、疲れ目を解消

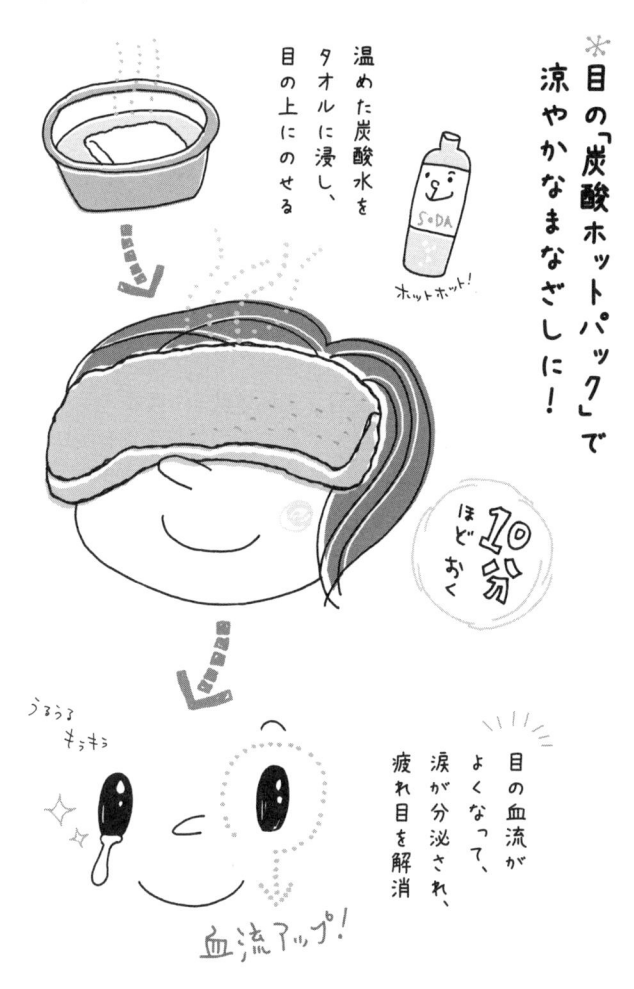

column

炭酸水は振動に弱い！使い方、保存に注意

水の中に溶け込んでいる炭酸ガスは、振動によって気泡化し、泡となって空気中に逃げてしまいます。だから、炭酸水を高濃度に保つには、あまり揺らさないことが大事。炭酸水を飲むときは、コップに移すだけで水に振動を与えるので、炭酸濃度が下がってしまいます。炭酸ガスの効果をしっかり得るのであれば、ペットボトルから直接飲むほうがベターなのです。

飲み残しはすぐにふたをして、冷蔵庫で（低温で）保存しましょう。ただし、口をつけると雑菌が入ってしまうので、ペットボトルを開封したらその日のうちに飲みきること。飲みきれない分は、飲む以外の用途に回します。

ちなみに、炭酸水で顔を洗うとき、ふだんのようにバシャバシャ洗顔するのはＮＧ。振動を与えると、炭酸濃度は薄くなってしまいます。炭酸水を洗面器に注いで直接顔をつけるか、コットンなどに染み込ませて肌につけたほうが、炭酸ガスの効果は高まります。

第3章

「炭酸水」の洗浄パワーを使いきる！

＼炭酸水にアクセサリーをつけおきして、隅々まで汚れを取る／

肌に直接つけるアクセサリーの汚れ、気になりませんか？　汗ばむ季節はもちろんですが、よくつけるネックレスやブレスレットは皮脂でベタベタしてきます。また、耳にじかに通すピアスも、意外にアカで汚れています。アクセサリーは細工が細かいものが多いので、炭酸水のつけおき洗いで隅々まで汚れや皮脂、アカなどを取り除きましょう。

方法は簡単。きれいなコップにアクセサリーを入れ、アクセサリーがつかる程度に炭酸水を注ぎ、気泡がなくなるまでつけておきます。このとき、アクセサリーを振り洗いしたり、炭酸水をかき回さないこと。炭酸水をかき回すと一瞬、泡が多く立ちますが、それで炭酸ガスが逃げてしまうので、効果は減ってしまいます。静かにつけおきすればＯＫ。水洗いの必要はないので、そのまま拭いて乾かしましょう。

汚れは炭酸ガスが気泡化するときに取れるので、炭酸水は冷やした状態で使うのがおすすめ。炭酸水は冷たいほうが炭酸ガスの濃度が高く、気泡も多くなるからです。

ネックレスのチェーンやピアスなどの皮脂汚れは、炭酸水のつけおきでサッパリ

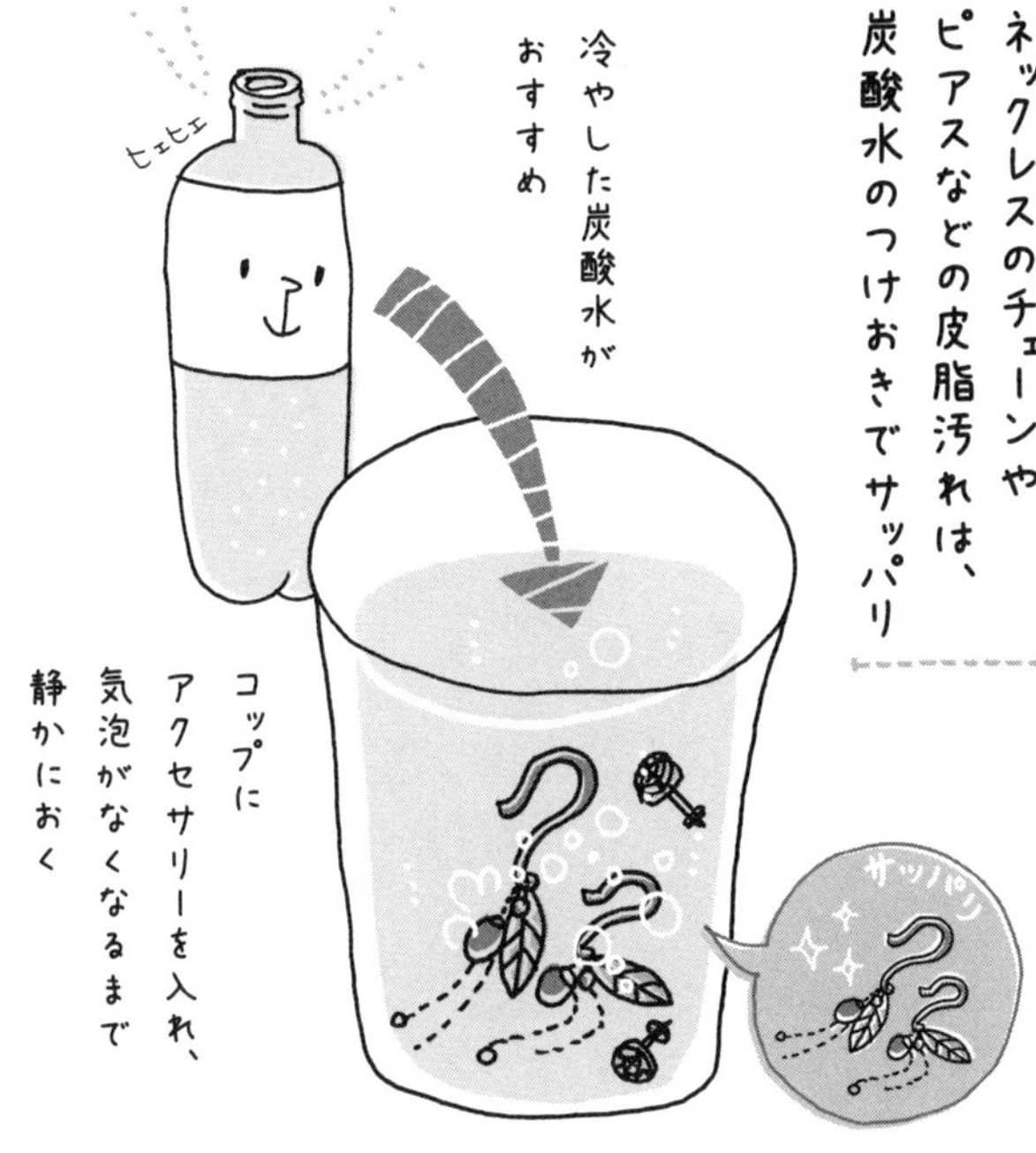
冷やした炭酸水がおすすめ
ヒェヒェ
コップにアクセサリーを入れ、気泡がなくなるまで静かにおく
サッパリ

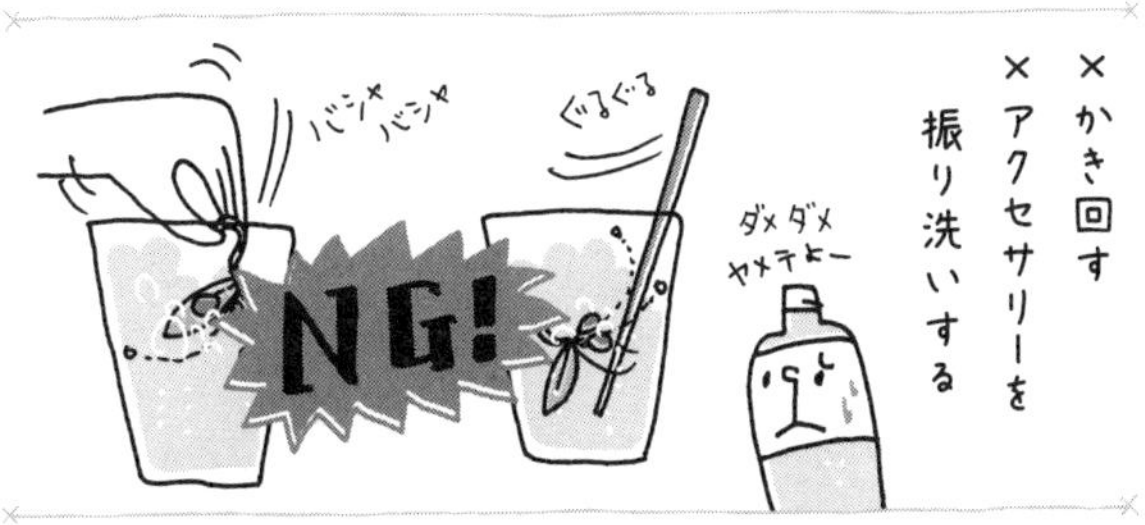

メガネをつけおきすれば、レンズ部分の曇りもきれいに

メガネは毎日使うものだけに、レンズはすぐに曇ってしまうし、フレーム部分には皮脂汚れなどがついてしまいます。メガネ専用のクロスで拭いても、脂の汚れまで落ちたかな？　と思うとき――炭酸水のパワーを利用しましょう。

炭酸水に溶け込んでいる炭酸ガスは、アカや脂といった汚れがあると気泡化し、浮き上がるときに、その汚れを一緒に持っていってくれるのです。

メガネをタッパーなどの底が平たい容器に入れ、メガネがつかる程度に炭酸水を注ぎ、そのまま気泡が出なくなるまでおいておきます。これだけで、メガネでとくに気になるレンズの曇りも驚くほどきれいに。つけおきしたあとは、乾いたタオルで水気だけサッと拭き取ります。

炭酸ガスの効果は濃度によるので、炭酸水は冷蔵庫で冷やしたものを使いましょう。開封したての新しい炭酸水を使ったほうが、汚れがよく取れます。

炭酸水につけるだけで メガネ、ぴかぴか

タッパーなど、
メガネがぴったり入る
容器に入れると、
少ない炭酸水で
つけおきできる

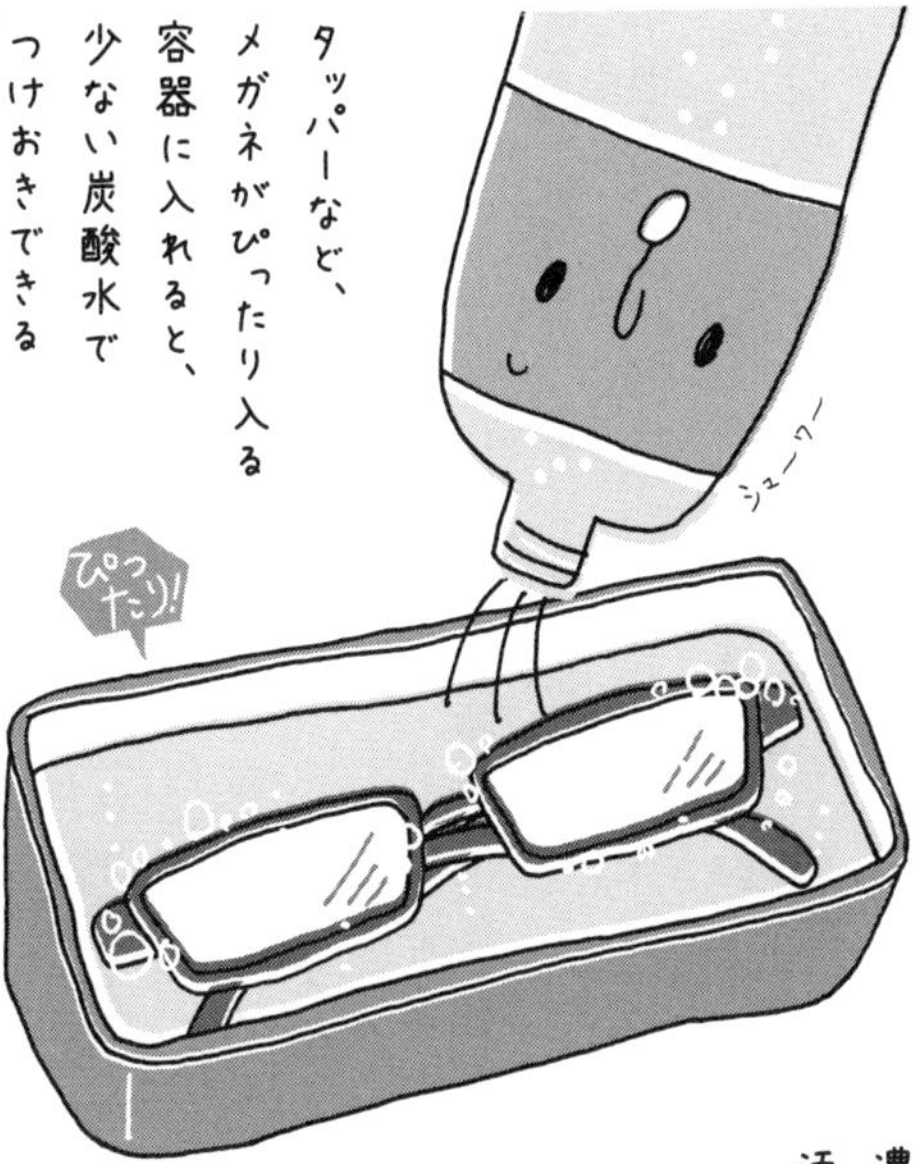

炭酸水は開封したてのものを
使ってください。
また冷えているほうが
濃度が高いので、
汚れがよく取れます。

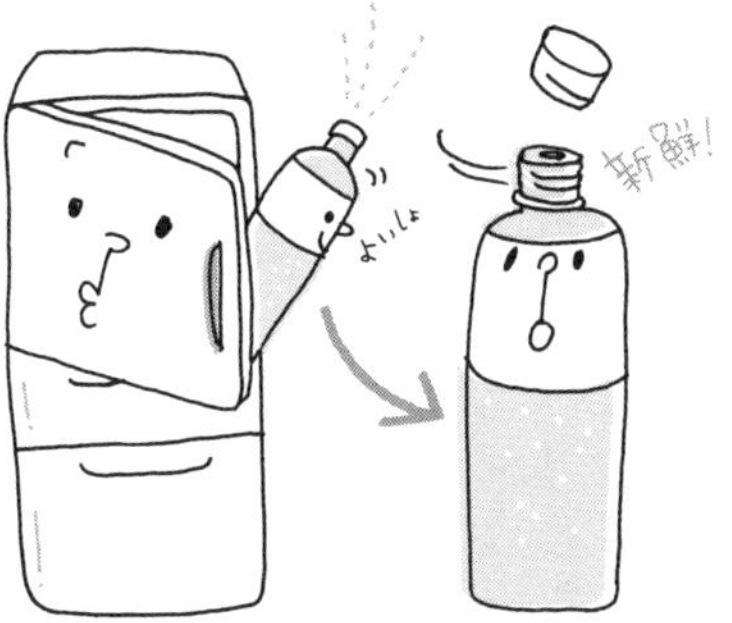

使い込んでくすんできたコップも炭酸水のつけおきで曇りがスッキリ

ちゃんと洗剤を使って洗っていても、長年使っているガラスのコップは、だんだん曇ってくるものです。これは、水道水に含まれているいわゆる「水アカ」などが、少しずつ残ってしまうから。

この曇りを取るには、炭酸水があればＯＫです。炭酸水は細かい汚れが得意です。とくに炭酸水素ナトリウム（重曹）が含まれている炭酸水を使うと、重曹の弱アルカリ性の効果が加わるので、よりピカピカになります。

まず、使ったコップはいつものようにキッチン用洗剤で洗ってすすいで大きな汚れを落とし、その後に、炭酸水につけておきます。気泡が出なくなるまでつけておけば十分。炭酸水は飲むものだし、無味無臭なので、つけおきのあとに水洗いの手間をかける必要はありません。

カットグラスの場合は、つけおきする前に、歯ブラシで細工の部分をこすって大きな汚れを先に取っておくと、細かい溝の間もきれいになります。

コップの水アカが取れてピカピカに！

コップはキッチン用の洗剤で洗ってすすいだあとに、炭酸水につけおきする

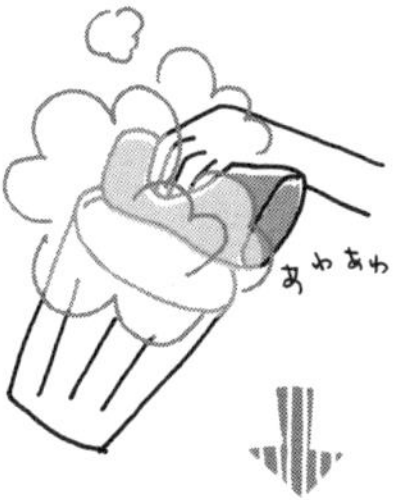

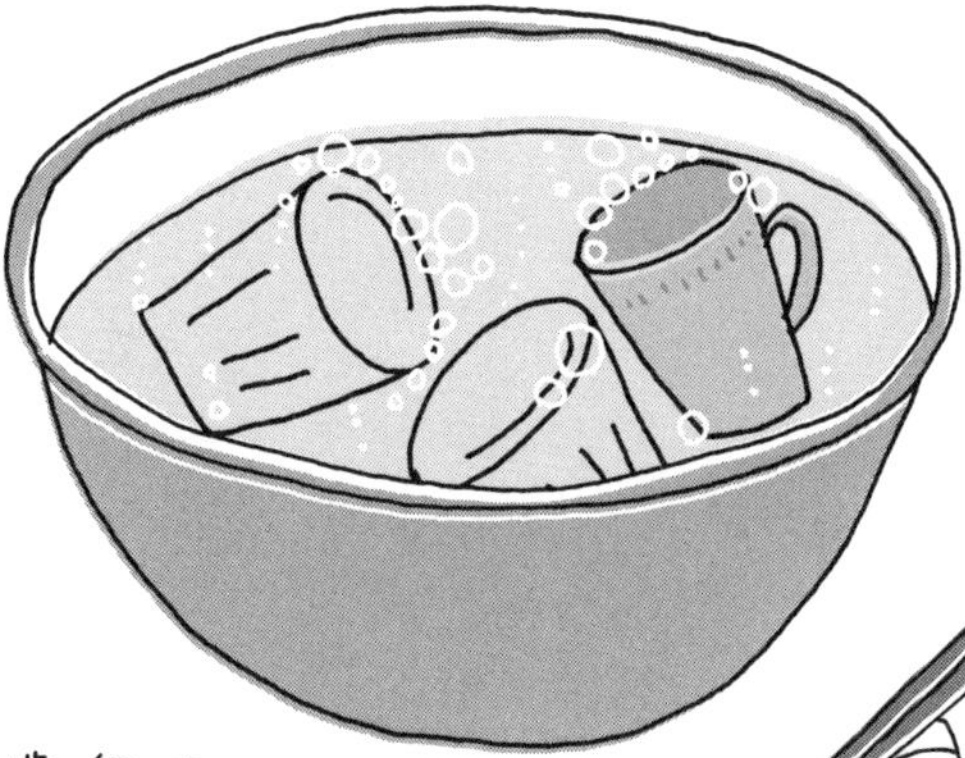

カットグラスは、細工の部分を歯ブラシでこすって

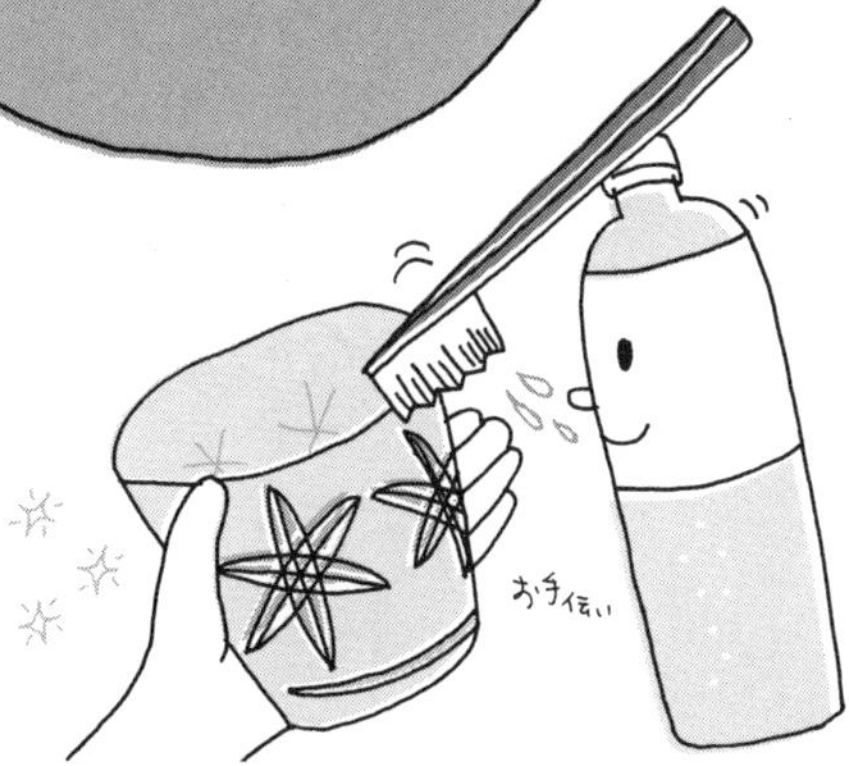

＼まな板の黄ばみは「炭酸水パック」で　スッキリきれいに取る／

最近は木のまな板より、プラスチック製のまな板のほうが手軽で、使う人が増えています。でも、おろしたては真っ白だったまな板も、使っているうちに食材の色が染み込んで、だんだん黄ばんできます。

もちろん、キッチン用の漂白剤を使ってもいいのですが、もともと飲料水の炭酸水は人体にとって安全なもの。炭酸水につけおきしておけば、そのあとすすぐ必要もなく、漂白剤特有のにおいもなく、黄ばみがスッキリ取れてきれいになります（ただし、除菌効果はありません）。

大きいまな板を炭酸水につけおきするのは大変なので、ひと工夫しましょう。まな板の上にキッチンペーパーを敷き、そこに炭酸水をたっぷり注いで15～20分くらい放置します。反対側も同様に。

この「まな板の炭酸水パック」を定期的に行っていると、白いまな板をいつまでも白いままで保つことができます。

「まな板の炭酸水パック」で黄ばみスッキリ！

まな板の上に
キッチンペーパーを敷き、
炭酸水をたっぷり注ぐ

15～20分くらい放置する
あとは自然乾燥でOK

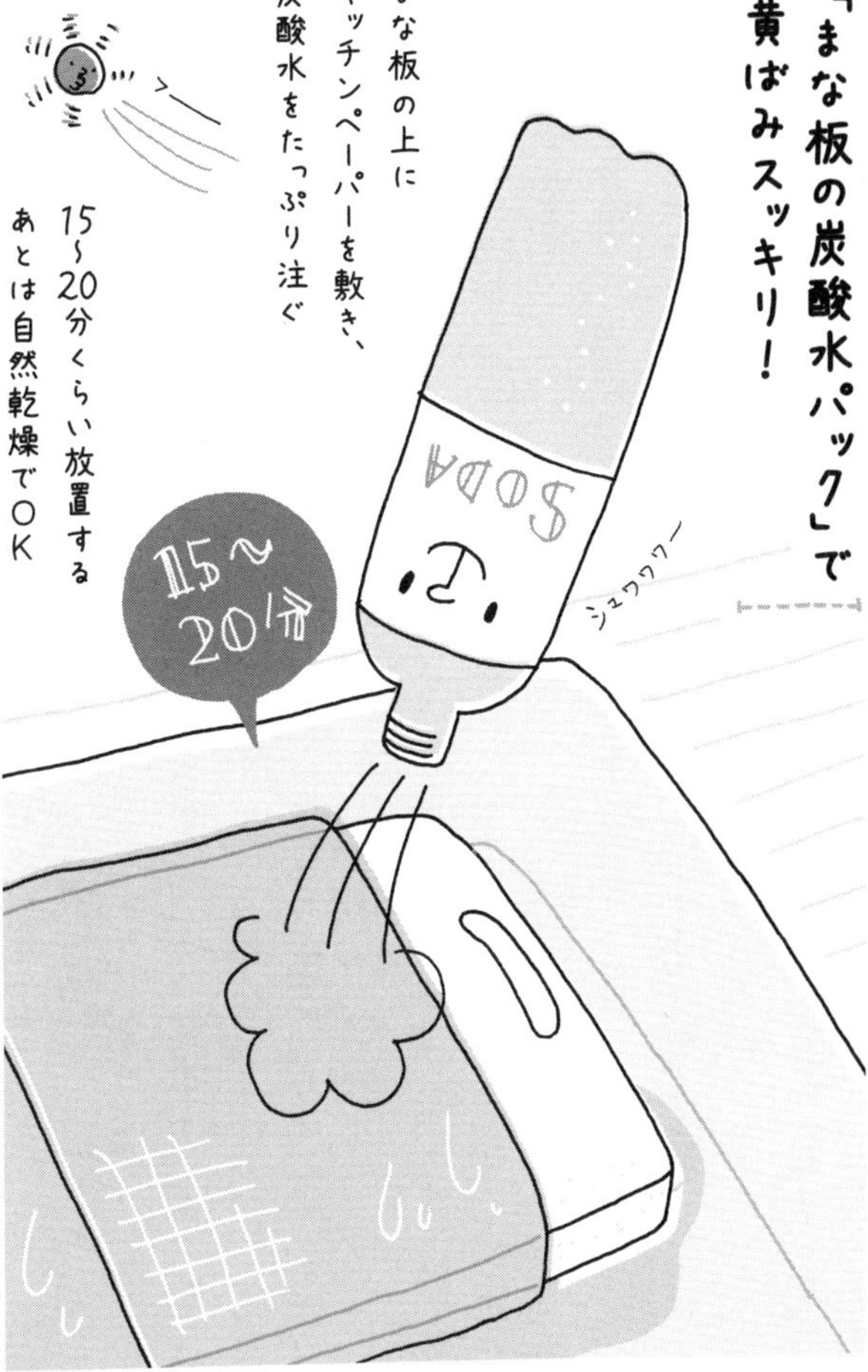

お皿の黄ばみやマグカップの汚れにも炭酸水がお役立ち

毎日使っていると気がつかないものですが、食器やマグカップなども、ふと「古ぼけてきたな」と感じるときがあるでしょう。とくに白い食器は料理を盛りつける中央の部分が黄ばんできます。模様がある器でも、白地のものは意外に黄ばんでいるものです。マグカップは、コーヒーや茶葉の〝渋〟でうっすら汚れてきます。

こうした食器類の黄ばみや茶渋を取るのも、炭酸水のつけおきが役立ちます。大きい鍋やボウルに食器やカップを入れて、炭酸水をかぶるぐらいに注ぎ入れ、15〜20分くらい放置します。

お皿の場合は、気になるのは料理を盛り付ける表面だけなので、お皿の上にキッチンペーパーを敷き、炭酸水をたっぷり染み込ませて放置する方法でも十分。このほうが少量の炭酸水ですむので経済的でもあります。

また、子ども用の食器はプラスチック製が多いので、よけいに黄ばみやすいもの。飲料水である炭酸水で落とせば、漂白剤を使うよりも安心です。

食器やマグカップの黄ばみや汚れにも炭酸水！

大きい鍋かボウルに食器やカップを入れ、炭酸水をかぶるくらいに注ぐ

お皿の場合は、表面にキッチンペーパーを敷いて炭酸水を注げば経済的

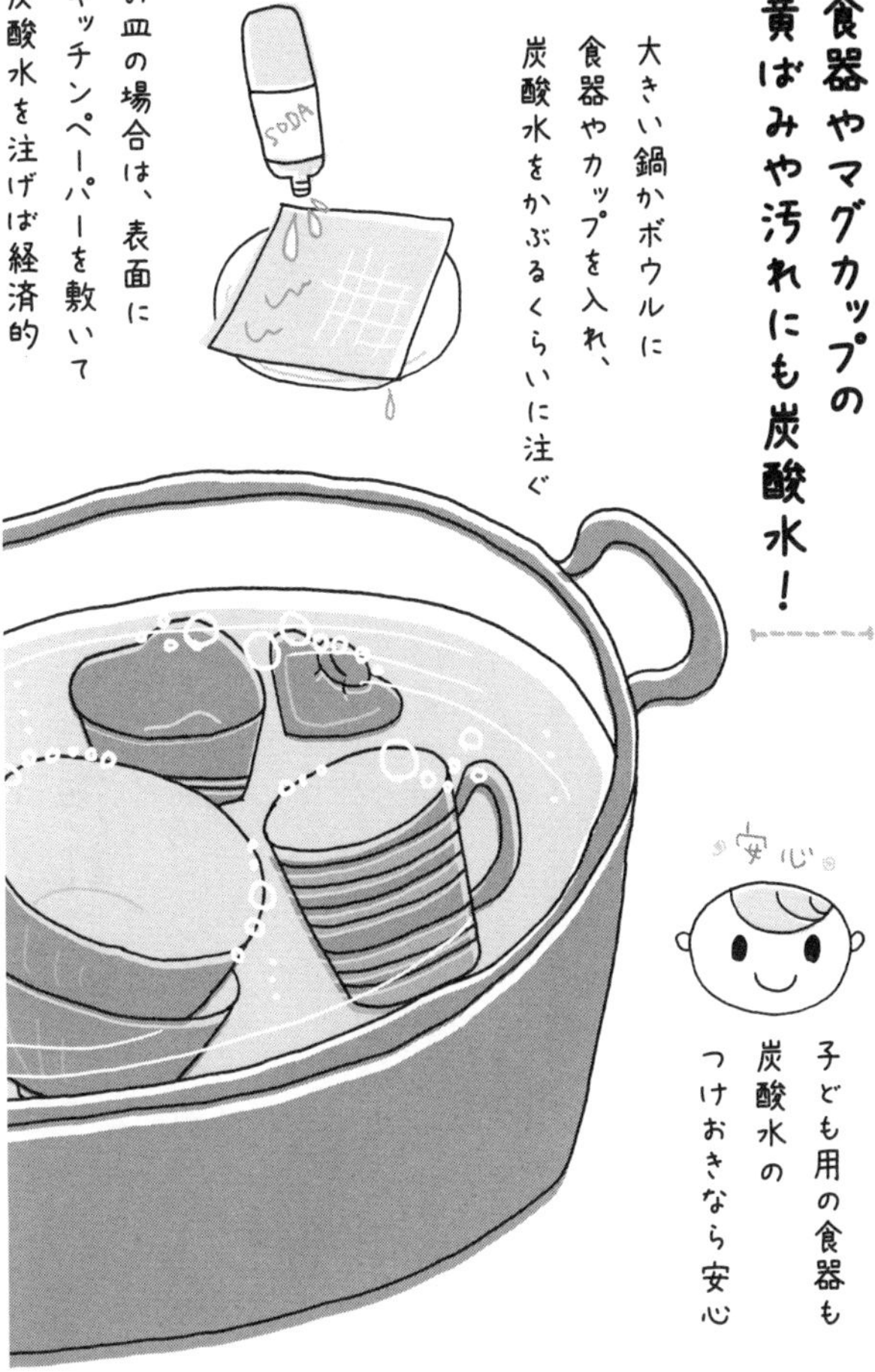

子ども用の食器も炭酸水のつけおきなら安心

＼プラスチックのザルや水切りかごの
黄ばみ取りに、おろし金の汚れにも

キッチンまわりには、目の細かいものがたくさんあります。ザル、野菜の水切りかご、おろし金などなど——。

洗剤とスポンジで洗っても大きな汚れは取れますが、目の中に詰まっている小さい汚れが気になります。とくに、おろし金はスポンジでは洗えないので、目地の汚れが取れません。また、プラスチック製のものは黄ばみも目立ってくるので、だんだん清潔感が薄れてしまいます。

それだけで買い替えるのはもったいないので、まめに炭酸水のつけおきをしましょう。ザルや野菜の水切りかごは、それより大きいボウルに炭酸水を注ぎ、その中につけます（プラスチック製のザルや水切りかごは浮かんでくるので、お皿などで重しをして）。

おろし金は、タッパーなどの平たい容器に入れて炭酸水を注ぐと、少ない量でつけおきすることができます。

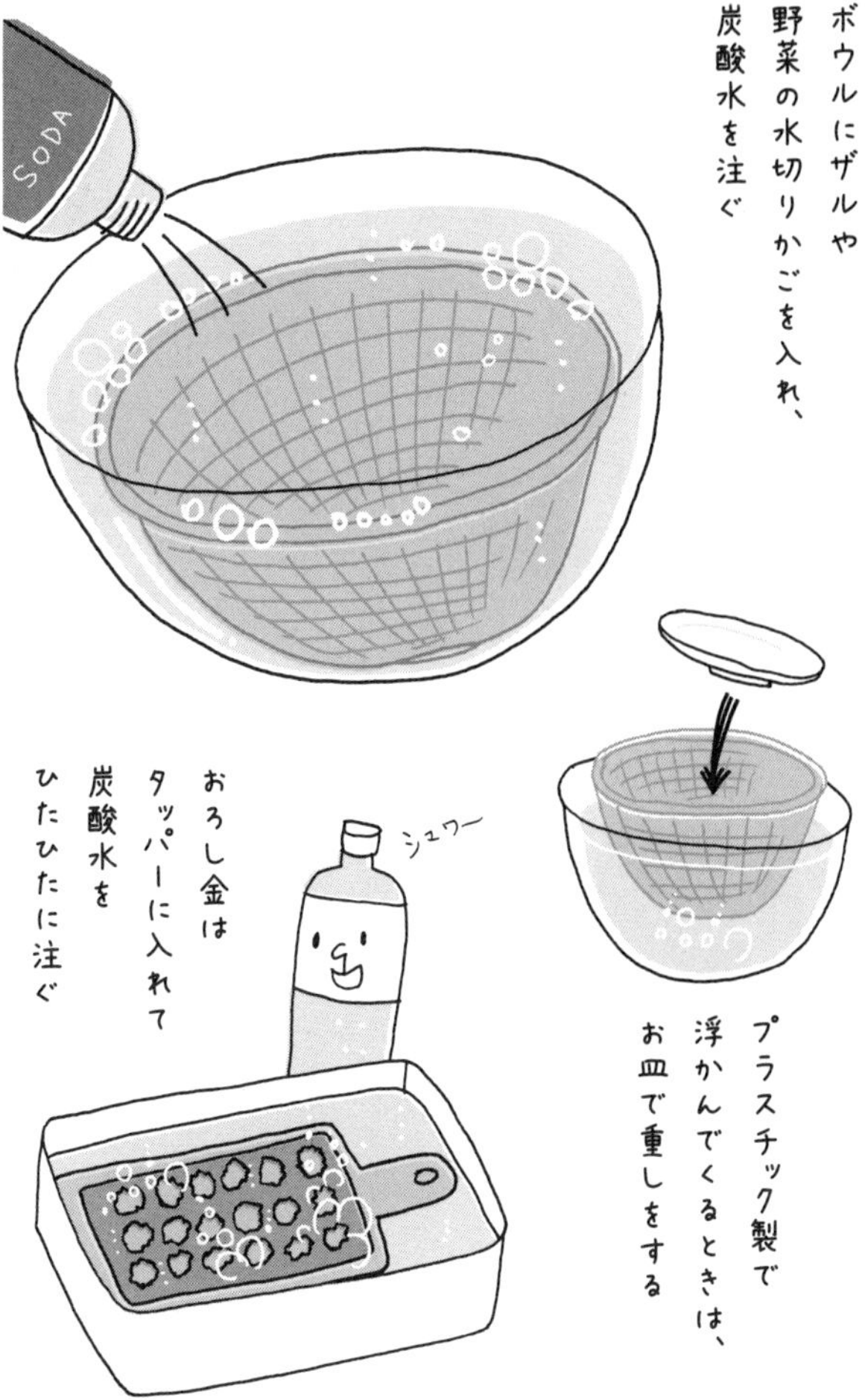
ボウルにザルや
野菜の水切りかごを入れ、
炭酸水を注ぐ
SODA
プラスチック製で
浮かんでくるときは、
お皿で重しをする
おろし金は
タッパーに入れて
炭酸水を
ひたひたに注ぐ
シュワー

お湯を沸かす電気ポットは炭酸水を入れておくだけで汚れ取りに

手軽にお湯を沸かせる電気ポットや電気ケトルの中の汚れ、見て見ないふりをしていませんか？　水道水やミネラルウォーターにはカルシウムなどの金属類が含まれているため、それが水アカとしてだんだんこびりついてしまいます。

水アカはこびりつくと取るのが大変なので、まめに炭酸水できれいにしておきましょう。炭酸水は水アカに限らず、細かい汚れ取りにも向いています。

方法は簡単で、ポットに炭酸水をなみなみ入れて、気泡が出なくなるまでおいておくだけ。炭酸水の汚れを取るチカラは、炭酸濃度が高いほど効果を発揮するので、炭酸ガスがたくさん溶け込んでいる冷やしたものを使いましょう。

気泡が出なくなったら、炭酸水を捨てます。あとは何もする必要がないのでラクチンです。放置する時間の目安は20分くらいですが、放っておいても問題ありません。夜に入れておいて、朝捨てるというのでもＯＫです。

電気ポットの水アカ取りは炭酸水にお任せ！

電気ポットや電気ケトルに、冷やした炭酸水をなみなみ注ぐ

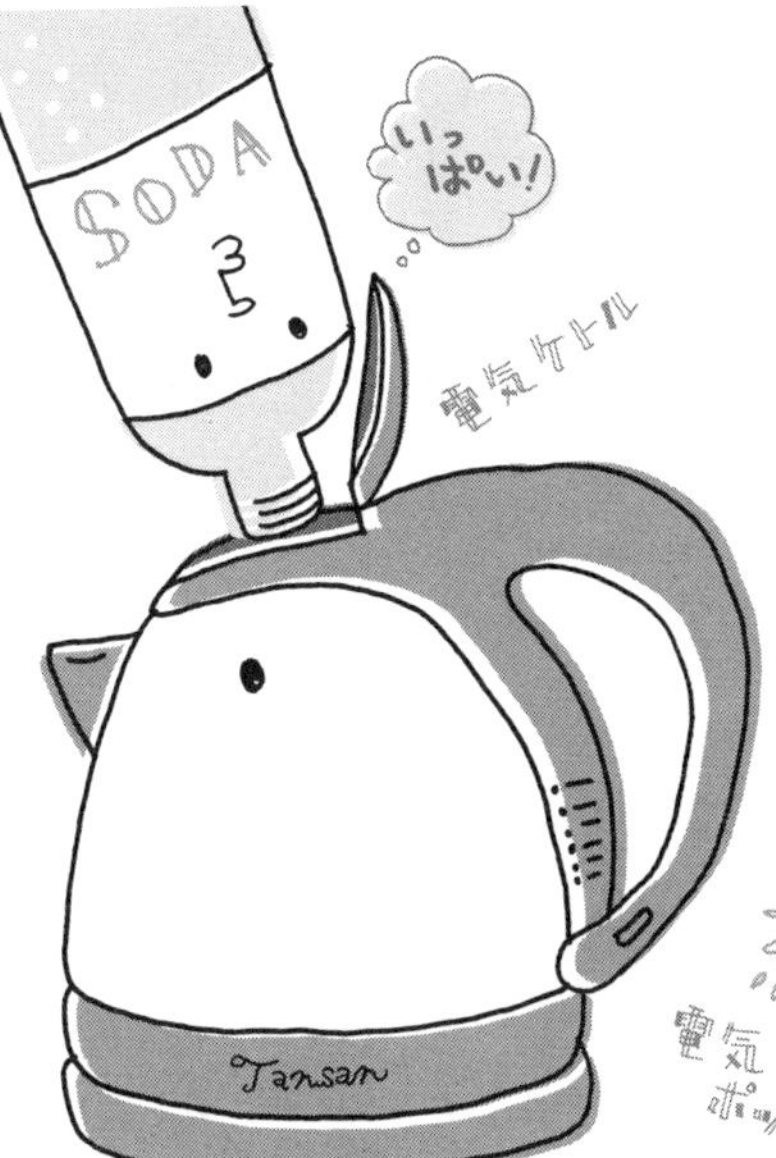

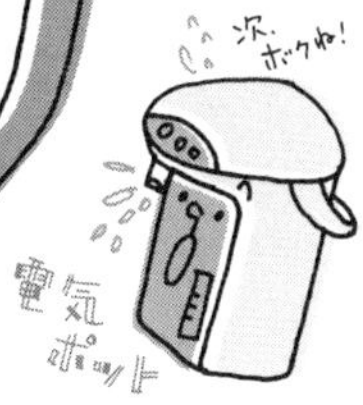

20分くらいおく
夜に入れて、ひと晩おいておいてもOK

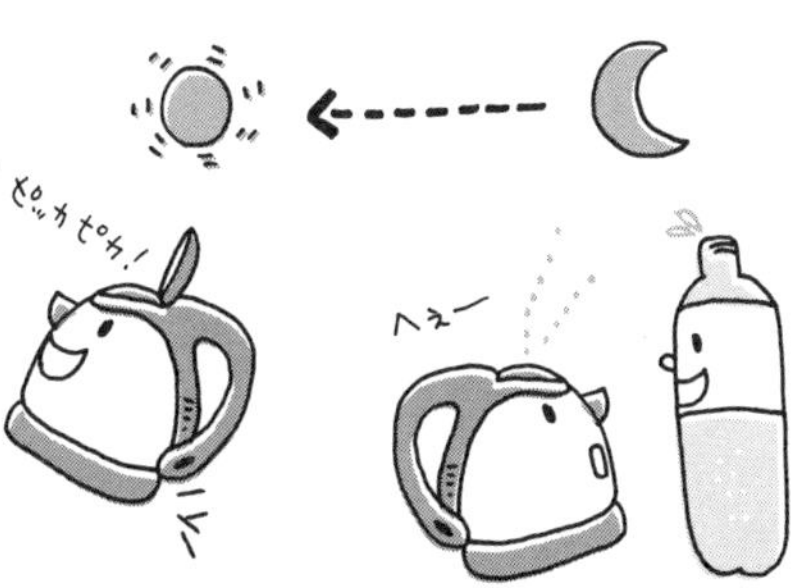

鏡は水拭きより、炭酸水拭きで驚くほどピカピカに

鏡のお手入れ、どうしていますか？　洗面所の鏡、浴室の鏡、ドレッサーの鏡、全身用の鏡、玄関脇の鏡、メイク用の手鏡などなど——家の中には鏡がいっぱいあります。毎日見るものだけに、常にピカピカにしておきたいですよね。

室内の鏡の汚れはホコリや手アカなので、洗剤や専用のクリーナーがなくても大丈夫。炭酸水でゆる～く絞った雑巾で、鏡を拭きます。このとき気をつけるのは、水滴を残しておくこと。炭酸水の中の炭酸ガスが気泡化するまでに時間がかかるので、サッと拭く程度ではあまり効果を得られないからです。水滴がついたら10分ぐらい放置し、その後、乾いた雑巾で空拭きをするとピカピカに。

ただし、お風呂の鏡は、水道水の水アカや石けんのカスなどが曇りの原因なので、うろこ状の白い汚れがついてしまってからでは炭酸水だけでは落とせません。曇りがつく前の予防策として、早め早めに炭酸水で拭いておくと予防になります。

鏡をピカピカにするコツ

炭酸水で雑巾を
ゆるく、水滴がしたたる
ぐらいに絞る

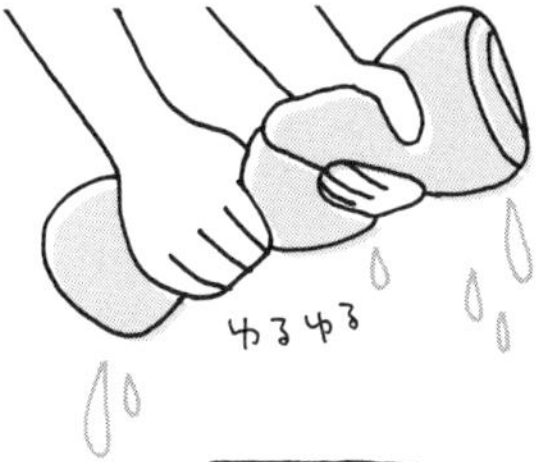

鏡を拭いて、
水滴を残す

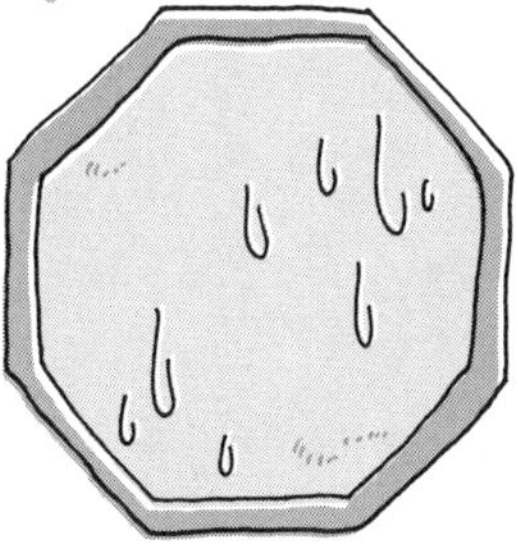

10分後

10分ぐらい放置して、
空拭きする

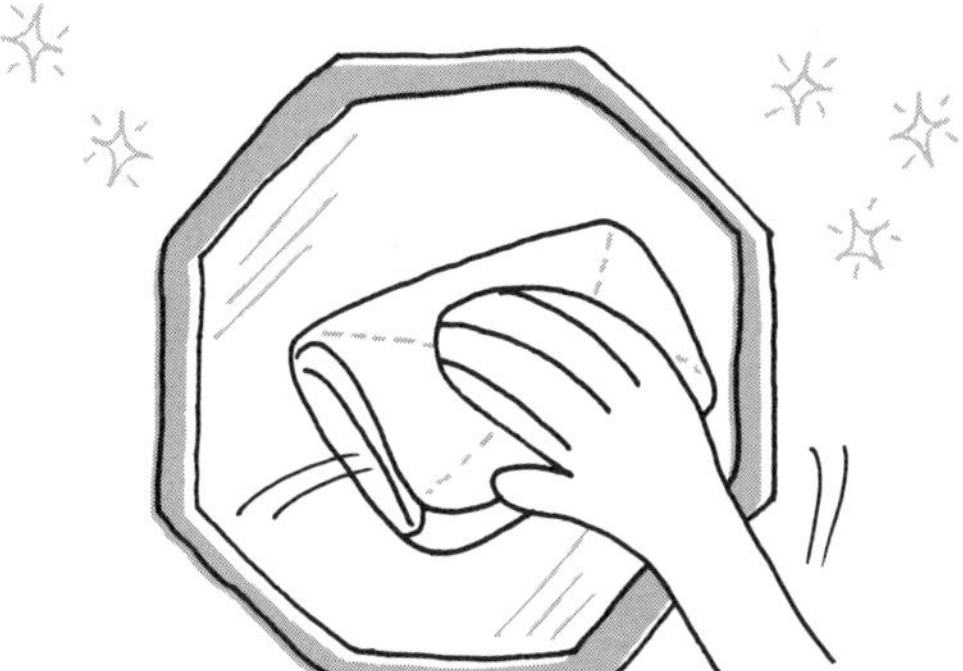

＼窓ガラスはゴシゴシ洗いをしなくても炭酸水でスッキリきれいに／

窓ガラスの汚れというと頑固そうに思えますが、意外にも炭酸水だけでお掃除ができてしまいます。まず、炭酸水で雑巾をゆるく絞ります。このとき炭酸水は炭酸濃度が高いほうが効果的なので、常温か冷やしたものを使いましょう。

その雑巾で窓ガラスを拭いて、わざと水滴をたっぷりつけておきます。ゴシゴシこする必要はなし。水滴を残すのが目的なので、全体的に軽く拭けばＯＫ。

このまま10分ほど放置して、仕上げに乾いた雑巾で空拭きをすると、ホコリや雨水などの汚れがスッキリ取れて、しかもピカピカに仕上がります。

窓ガラスの汚れがひどい場合は、炭酸水素ナトリウム（重曹）入りの炭酸水を使うと、重曹のアルカリ効果がプラスされるので効果的。

炭酸水をスプレーボトルに入れて吹きかける方法もありますが、空気中を移動する間の振動で炭酸ガスが逃げてしまうので、吹きかけるよりは、ゆるく絞った雑巾で拭く方法がおすすめです。

窓ガラスの汚れもスッキリ！

常温か冷やした炭酸水で、雑巾をゆるく絞り、窓ガラスを拭く

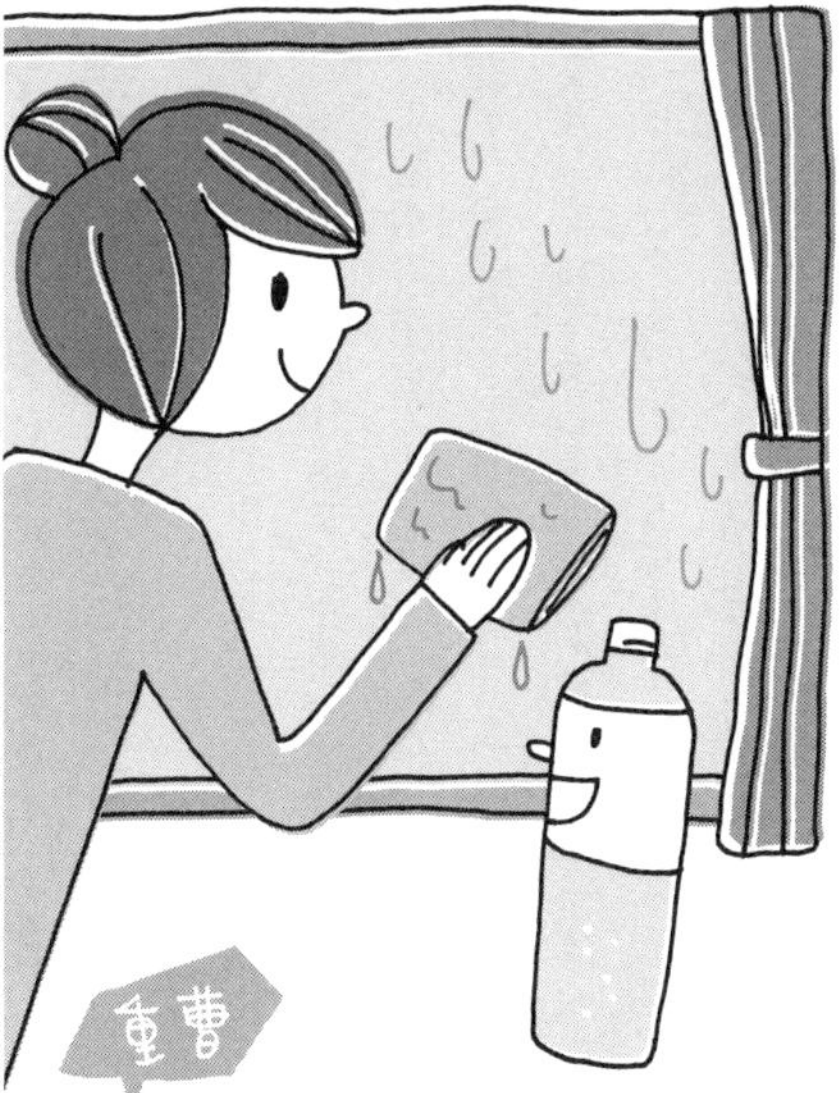

10分ほど放置して、空拭きするとピカピカに

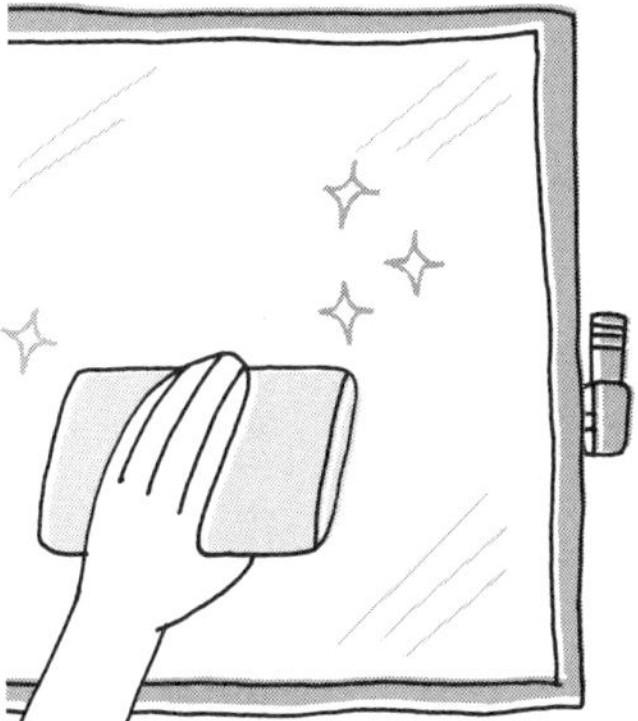

重曹

汚れがひどい場合は、炭酸水素ナトリウム入りの炭酸水を使うとより効果的

＼衣類の黄ばみ、汗ジミは／
炭酸水のつけおきで取る

炭酸ガスが気泡化したときに吸着して一緒に連れていく汚れは、皮脂やたんぱく質といった小さい汚れです。衣類の黄ばみや汗ジミは、皮脂やたんぱく質の残り。だから、炭酸水の出番です。

まず、洗濯機で洗濯とすすぎまで終わらせて、泥やひどい油汚れなど、大きい汚れを落としておきましょう。そのあとに、炭酸水につけおきすると、細かい汚れまでサッパリ落とすことができます。

大きい洗面器か、なければ洗面台のシンクに衣類を入れ、炭酸水をひたひたになる程度に注ぎ、気泡がなくなるまで20分くらいおきます。そのあとは、普通に脱水して、乾燥させればＯＫ。

炭酸水は振動に弱いので、洗濯機での洗濯に使っても炭酸ガスが抜けてしまうだけで効果は期待できません。衣類は静かにつけておけばよく、振り洗いなどの必要はなし。定期的に炭酸水のつけおきをしておくと、黄ばみ、汗ジミの予防にもなります。

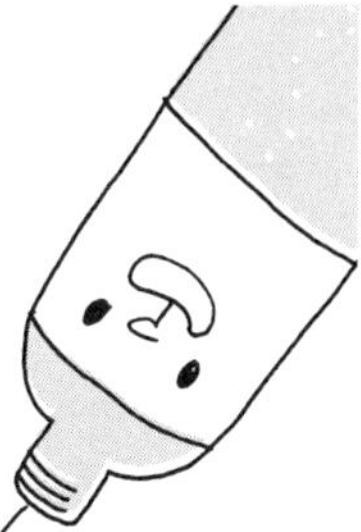

洗面器、または
洗面台のシンクに
衣類を入れ、
炭酸水を注ぐ

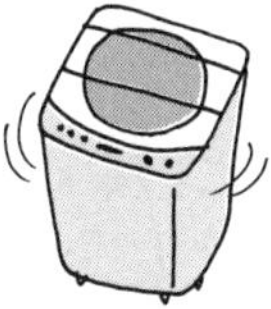

20分くらいおいたら、
普通に脱水する

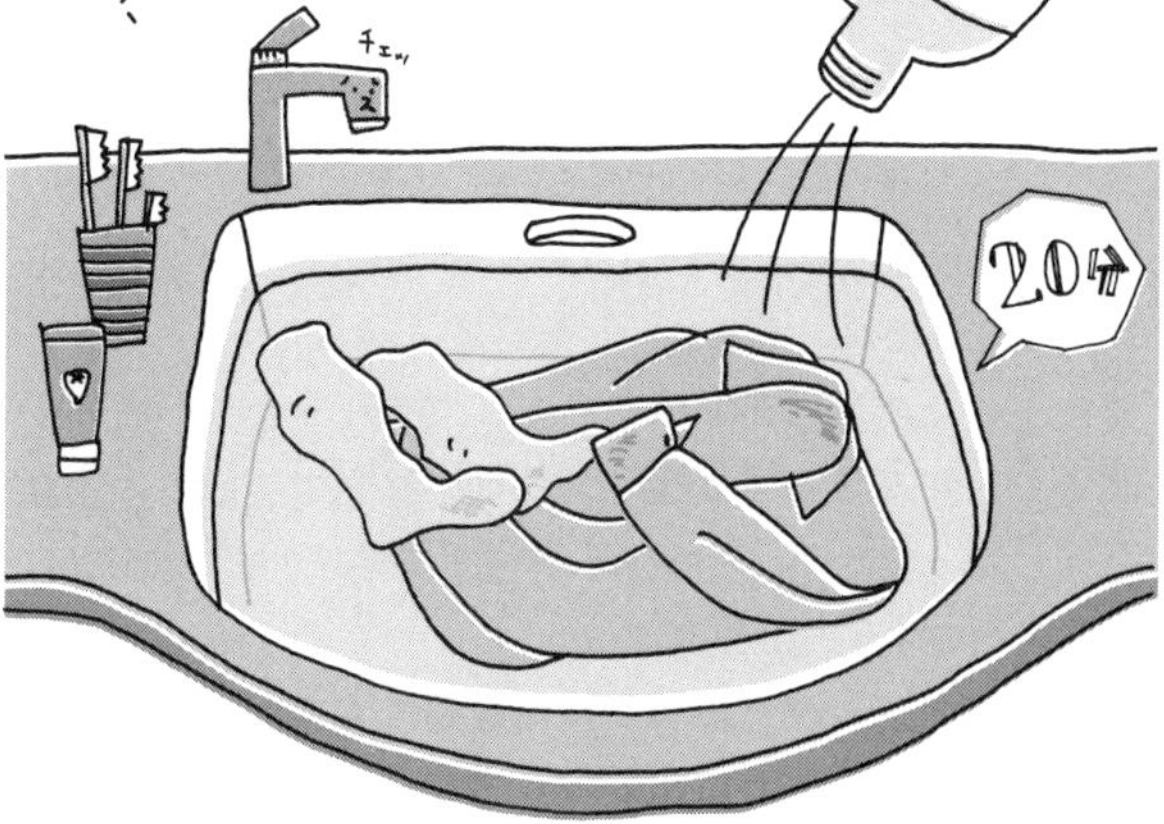
チェッ
20分

炭酸水は振動に弱いので、
衣類は静かにつけておく。
振り洗いなどはNG！

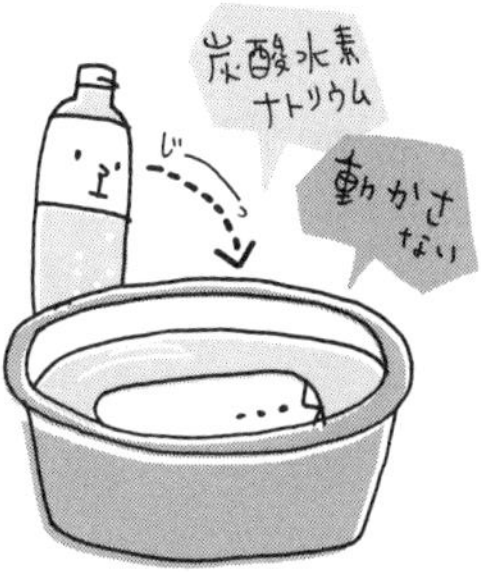
炭酸水素
ナトリウム
じ
動かさない

炭酸水は
炭酸水素ナトリウム入りの
ものを使ったほうが、
重曹のアルカリ効果が
プラスされます

column

炭酸水を振ってしまったとき、泡の吹き出しを防ぐには…

ペットボトルの炭酸水を見るとわかりますが、非常に高濃度の炭酸水でも、静止しているときは泡が立っていません。それを、少し揺らすだけで、つまり、炭酸水に振動を与えると、泡が立ってきます。

買ってきた炭酸水を開封すると、ブワーッと泡が吹き出してくることがありますよね。これは、移動で炭酸水に振動を与えてしまったから。さらに、炭酸水の温度が高くなるほど、泡が吹き出しやすくなります。

そこで、買ってきた炭酸水は冷蔵庫で冷やして、落ち着かせてから開封するのが常識となっていますが、すぐに飲みたいときはどうしたらいいでしょう？　もしくは、開けようと思った炭酸水をうっかり落としてしまったら？

答えは、「炭酸水に声の振動を与える」です。炭酸水のペットボトルをのどに当てて、30秒くらい声を出します。好きな歌を歌っても何でもよし。細かい振動を与えることで、小さい泡を消し、結果、ブワッと吹き出すのを防ぐことができます。

第4章

「炭酸水」の料理パワーを使いきる！

＼いつものお米を炭酸水で炊くと
ツヤツヤになって、増量!?／

炭酸水にはいろいろな使い道がありますが、飲むだけではなく、料理に使うとおいしさアップ、という嬉しい効果があります。

たとえば、いつものお米を炭酸水で炊いてみましょう。炊飯器のふたを開けたときに、「あら? 量が増えたかな」と思うぐらい、ふっくらと炊き上がります。これは、炭酸水の中に含まれている炭酸ガスが気泡化するため、お米が立ったような感じになるから。見た目もツヤツヤで、モチモチとした食感に変わります。

米は普通に水道水でといで炊飯器に入れ、炭酸水を注ぎます（米が2合なら、2合の目盛りのところまで）。このとき、あまり泡が立たないよう静かに注ぐのがポイント。あとは普通に炊きましょう。

ちなみに、炭酸水は、炭酸水素ナトリウム（重曹）入りのものを使うと、重曹の膨張効果でさらにふっくら炊き上げることができます。

炊き込みご飯ももっちり炊き上がるので、ぜひお試しを。

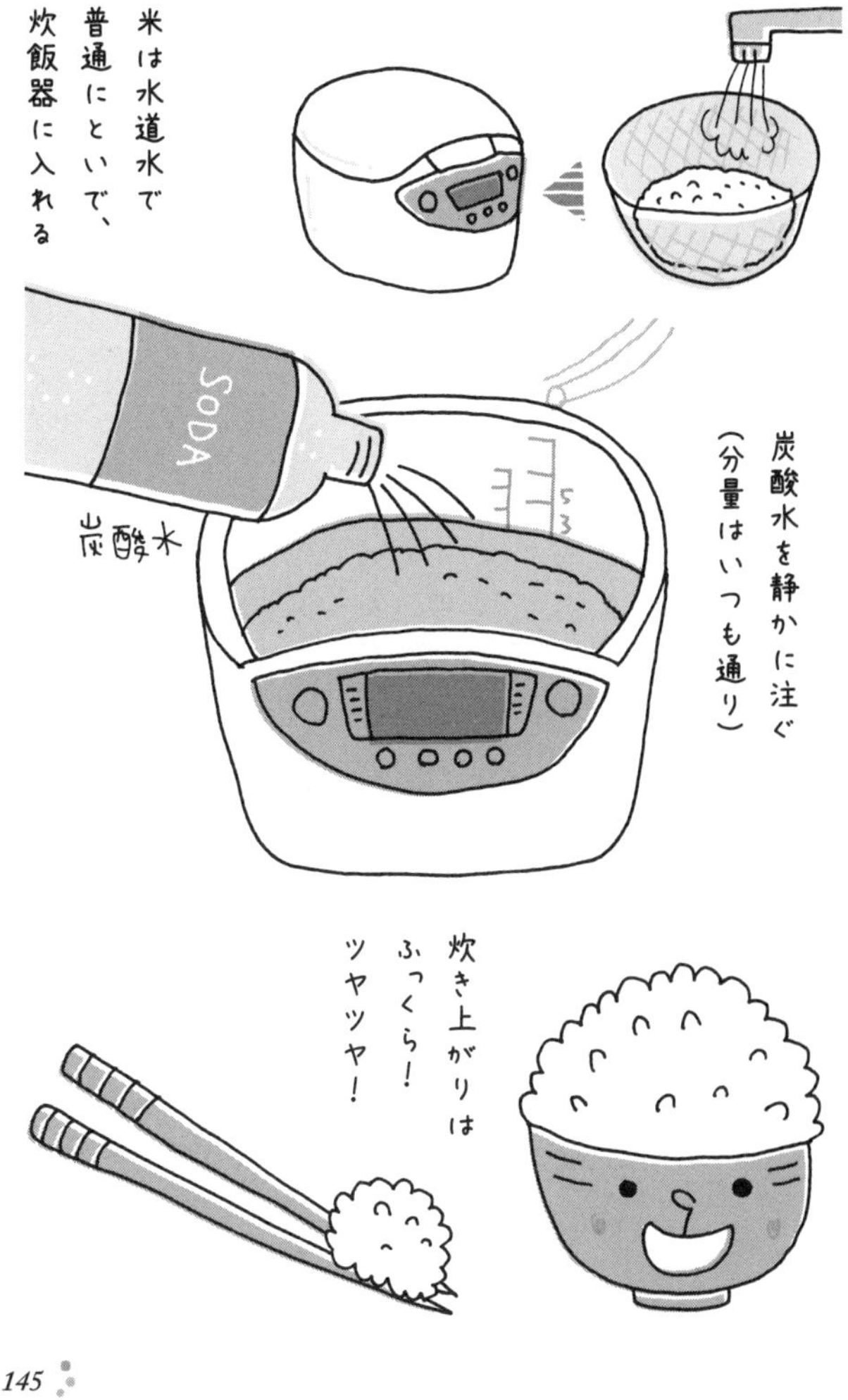
米は水道水で
普通にといで、
炊飯器に入れる
SODA
炭酸水
炭酸水を静かに注ぐ
（分量はいつも通り）
炊き上がりは
ふっくら！
ツヤツヤ！

＼ふわふわのオムレツやスクランブルエッグが簡単に作れて、料理の腕前アップ／

卵料理、とくにオムレツやスクランブルエッグは、いかに空気感たっぷりに、ふわふわに仕上げるかが腕の見せどころ。だから、とてもシンプルな料理ですが、「シェフの腕前が試される」というくらい、絶妙な火加減が難しい料理でもあるのです。

でも、炭酸水を加えるという裏ワザを使えば、家でもおいしいオムレツやスクランブルエッグが簡単に作れます。

卵2個で作る場合、塩、こしょうを混ぜ合わせた最後に、炭酸水を大さじ1杯ぐらい混ぜ、炭酸ガスが抜けないうちに、すぐに焼きましょう。焼き方はいつもと同様、フライパンにバターを熱して卵液を流し入れ、オムレツはオムレツ形に、スクランブルエッグは軽くかき混ぜながら半熟になるまで火を通します。

すると、炭酸ガスが卵の中で泡立つため、空気の層ができてふんわり焼き上がります。料理の腕前をアップするためには、炭酸水のチカラをちょっと借りるだけでいいのです。

卵料理がふわふわに裏ワザ料理術

卵を溶いて、塩、こしょうを混ぜる

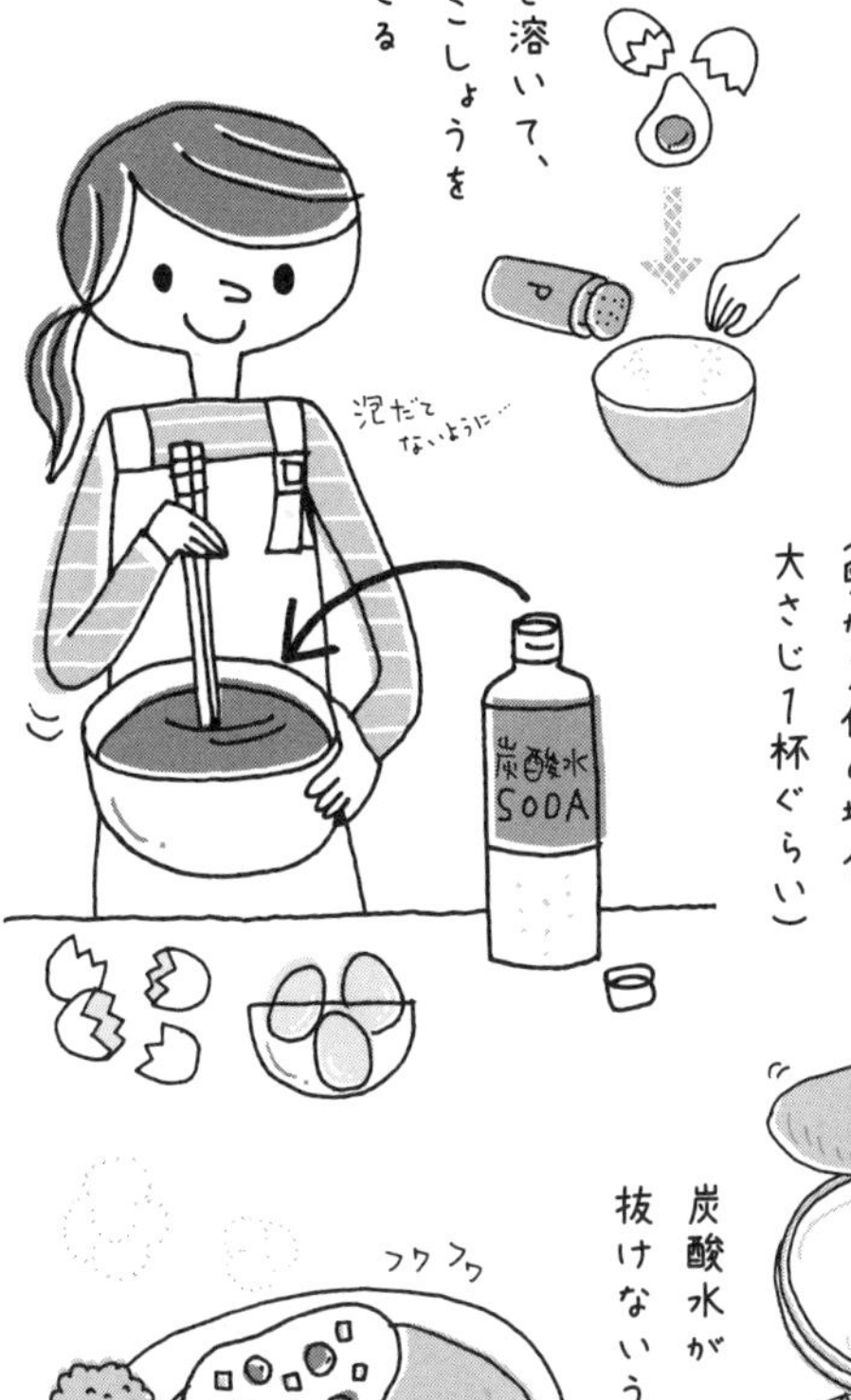

最後に炭酸水を注いでそっと混ぜる
（卵が2個の場合、大さじ1杯ぐらい）

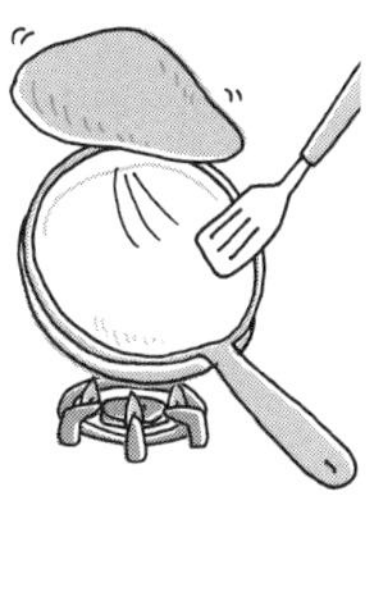

炭酸水が抜けないうちに焼く

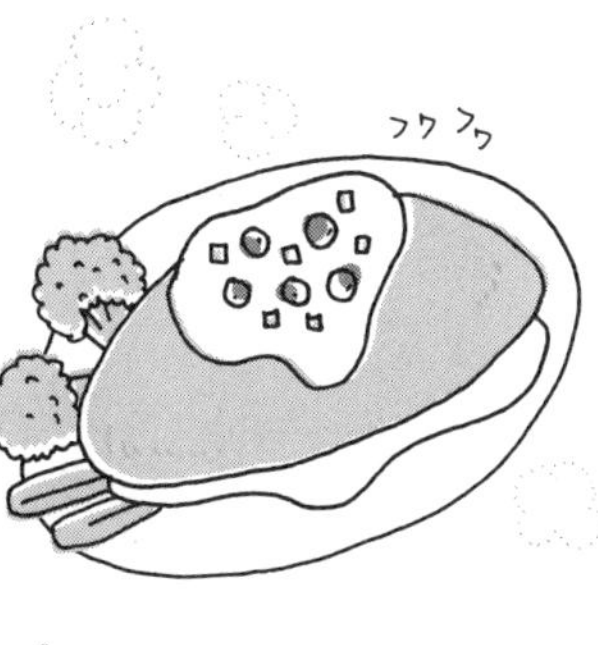

╱ハンバーグに炭酸水を混ぜると
╲焼き上がりがジューシーに

ハンバーグを作るとき、中までしっかり火を通さないと心配です。でも、火の通し加減が難しく、しっかり焼きすぎてしまって、ふっくらジューシーに仕上がらない場合も多いもの。

この難問を解決してくれるのが、炭酸水です。ハンバーグを作るとき、パン粉に牛乳を加えて湿らせますが、その牛乳を炭酸水に変えるだけで、焼き上がりがふっくらするのです。さらに、ふたをして蒸し焼きにする段階で加える水を炭酸水に変えると、外からも炭酸ガスが浸透して、ジューシー感が生まれます。

作り方は通常のハンバーグと同じ。パン粉に炭酸水を加えて湿らせます（かき混ぜると泡立つので、湿らせればＯＫ）。それにひき肉、炒めた玉ねぎ、塩、こしょうを合わせて混ぜます。あとはフライパンで焼き、両面にこんがり焼き色がついたら、炭酸水を大さじ1～2杯加え、ふたをして蒸し焼きに。

いつも通りにしっかり火を通しても、ぺちゃんこにならないので安心です。

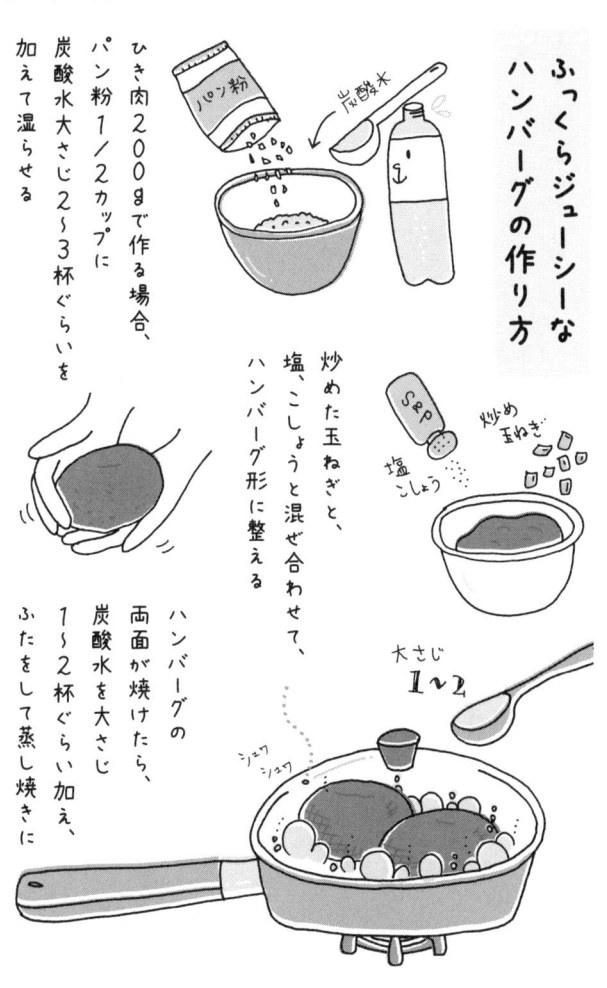

ふっくらジューシーなハンバーグの作り方

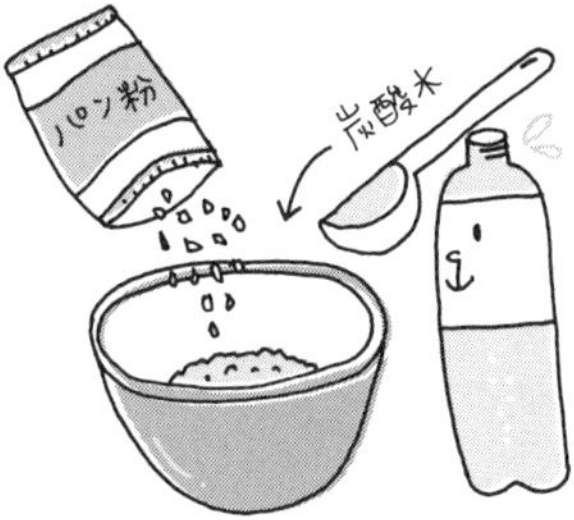

ひき肉200gで作る場合、パン粉1/2カップに炭酸水大さじ2〜3杯ぐらいを加えて湿らせる

炒めた玉ねぎと、塩、こしょうと混ぜ合わせて、ハンバーグ形に整える

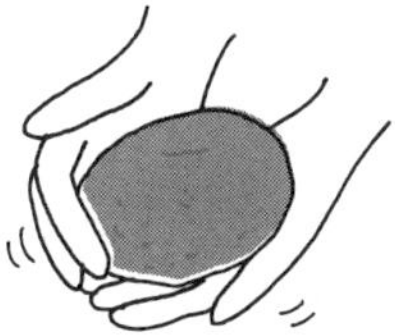

ハンバーグの両面が焼けたら、炭酸水を大さじ1〜2杯ぐらい加え、ふたをして蒸し焼きに

サクサク感が命！の天ぷらは衣に炭酸水を使って

天ぷら、フライ、かき揚げなど、衣をつけて揚げる料理は、サクサク、カラリと揚がらないとおいしさがイマイチ。とくに、衣のサクサク感が命！の天ぷらは、「ウチではやらない」と決めている人も多いのでは？

そんな天ぷらをベチャッとならずに揚げるコツが、炭酸水です。衣を作るとき、普通であれば溶き卵と水（とくに冷水がよいとされている）を合わせますが、この冷水を冷やした炭酸水に変えるのです。

あとは、小麦粉を加えて、軽くかき混ぜます。サクサクの衣を作るコツは、水で作る場合も、あまりかき混ぜないことですが、炭酸水も同じ。さっくりと軽く混ぜ、あとはえびやいかなどの具をくぐらせて衣をつけ、熱した油で揚げます。

実は、この炭酸水入りの衣は、プロの天ぷら店でも推奨しているほどの秘訣です。もちろん、かき揚げやフライ、フリッターなど、ほかの揚げ物でも、炭酸水を使うとカラリと揚がります。

プロも実践!? 失敗しない天ぷらの作り方

天ぷらは、溶いた卵と炭酸水を混ぜ合わせて1カップにする

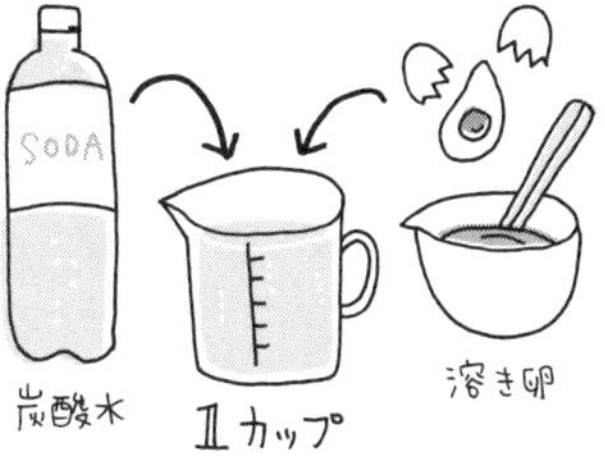
SODA
炭酸水
1カップ
溶き卵

小麦粉1カップを加えてさっくり混ぜ、好みの具に衣をつけて揚げる
あまりかき混ぜないこと

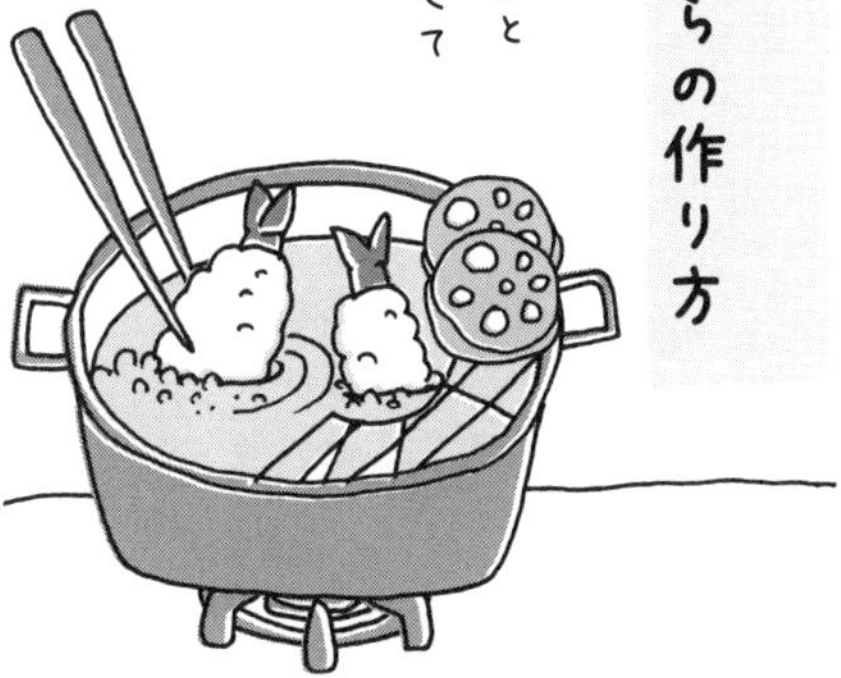

フライは、小麦粉、溶き卵＋炭酸水を合わせたもの、パン粉の順に衣をつける

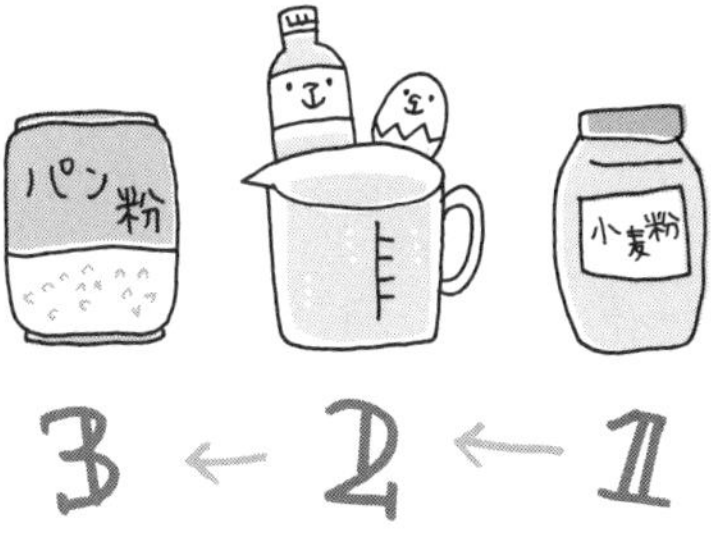
パン粉
小麦粉
3 ← 2 ← 1

蒸し料理の水を炭酸水に変えてふっくら仕上げる

蒸し器を使って肉や野菜を蒸すのがはやっています。サッパリとした味わいで、野菜もたっぷりとれるのがいいところ。

そんな蒸し料理を作るとき、水の代わりに炭酸水を使うと、短時間でふっくらと仕上がります。蒸し器の下の鍋に炭酸水を入れて、上に肉や野菜を入れ、ふたをして火にかけましょう。炭酸水が温まるにつれて炭酸ガスが抜けるので、炭酸水が冷たいうちから上下をセットし、ふたをして蒸しはじめるのがコツ。具材に炭酸ガスを十分にいきわたらせます（肉は平皿などに入れて蒸したほうがやわらかく、ジューシーに仕上がります）。

フライパンで蒸し焼きをするときにも、炭酸水を加えるとやわらかい仕上がりに。たとえば、焼きそばを作るとき、ある程度油で炒めたら、炭酸水を大さじ1ぐらい加え、ふたをして蒸し焼きにしましょう。そばにもっちり感が生まれます。

短時間でふっくら蒸し料理には炭酸水

下の鍋に炭酸水を入れ、
上の鍋に肉や野菜を入れ、
ふたをして火にかける
仕上がりは、
ふっくらジューシー

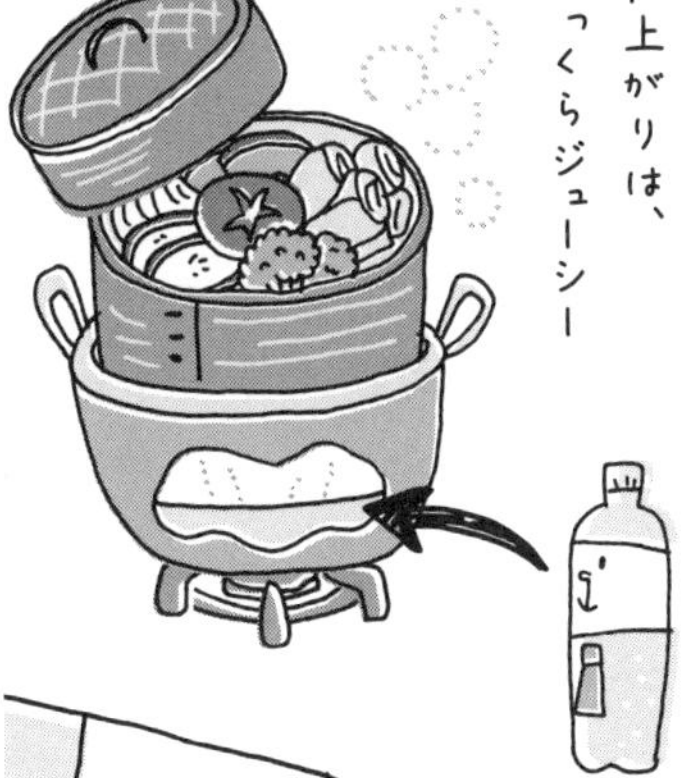

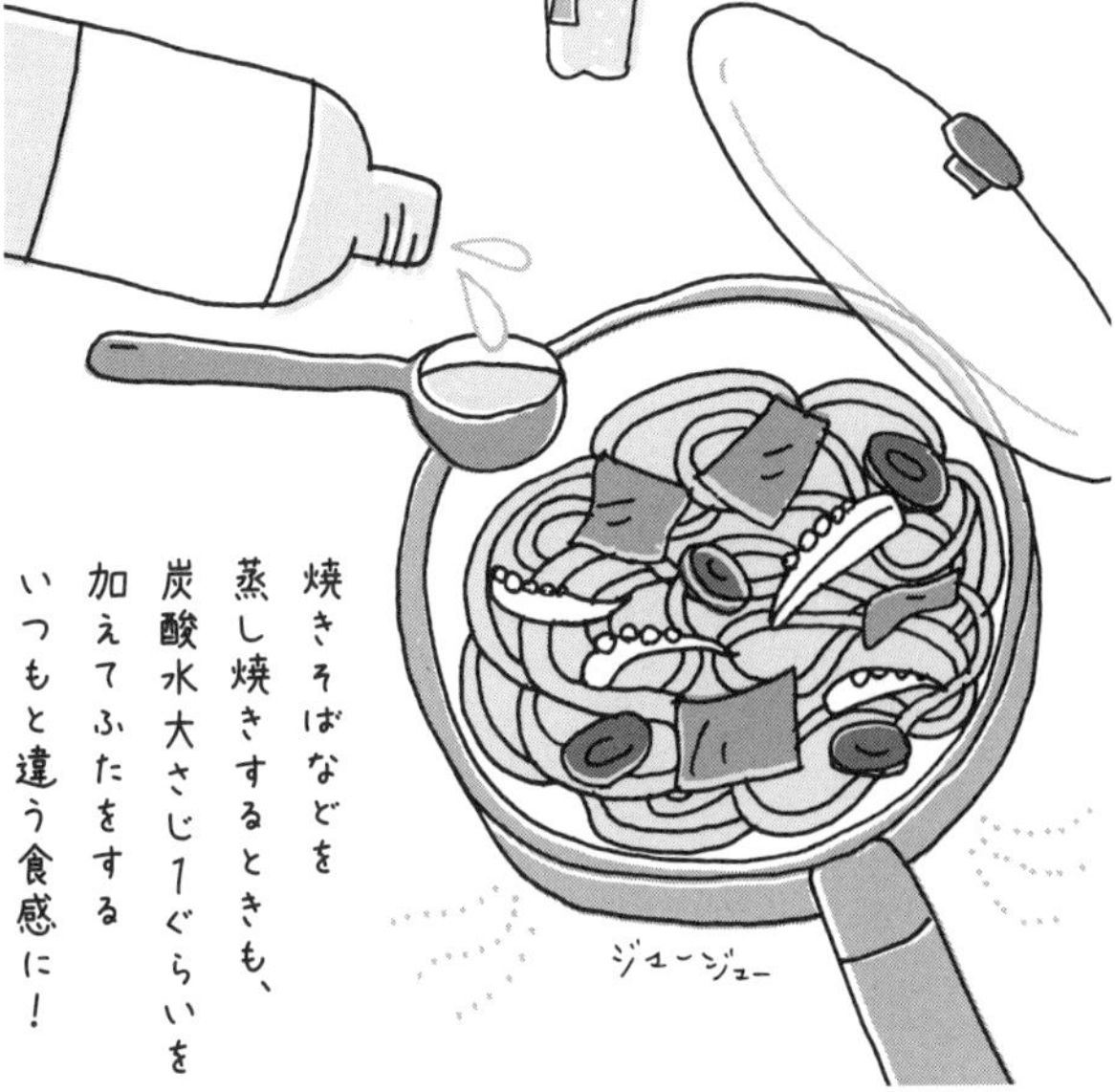

焼きそばなどを
蒸し焼きするときも、
炭酸水大さじ1ぐらいを
加えてふたをする
いつもと違う食感に！

／肉や根菜類を短時間でやわらかく煮る。
＼事前のつけおきも大事

かたまり肉でポトフなどを作ったり、大根やれんこん、ごぼうといった根菜類を煮たりするときは、やわらかくなるまで火を通すのに時間がかかります。だから、ついついめんどうで敬遠していませんか？　こんな時間のかかる煮物をするときも、炭酸水が役立ちます。

肉の場合であれば、まずは炭酸水につけおきすると、炭酸ガスのたんぱく質をやわらかくする効果で（重曹入りの炭酸水の場合は重曹のダブルの効果で）、肉がやわらかくなります。その肉を鍋に入れて炭酸水を注ぎ（野菜などの具も適当に加える）、ふたをして煮ると、短時間で煮上がります。

肉を冷凍保存しておいた場合、解凍したときの臭みが気になりますが、炭酸水のつけおきによって、そんな臭みも解消。

根菜を煮る場合は、つけおきなしで、いきなり煮はじめてもおいしく仕上がります。

短時間でかたまり肉がやわらか

肉をつけおきする時間は5分ほどでOK

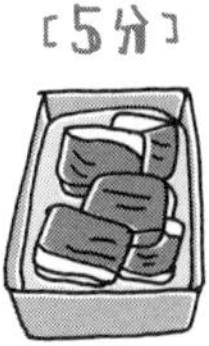

鍋に肉とスープの素を入れて、炭酸水を注ぎ（具は適当に入れる）、炭酸ガスが逃げないようふたをして煮る。

ポトフなら塩、こしょうで味つけ

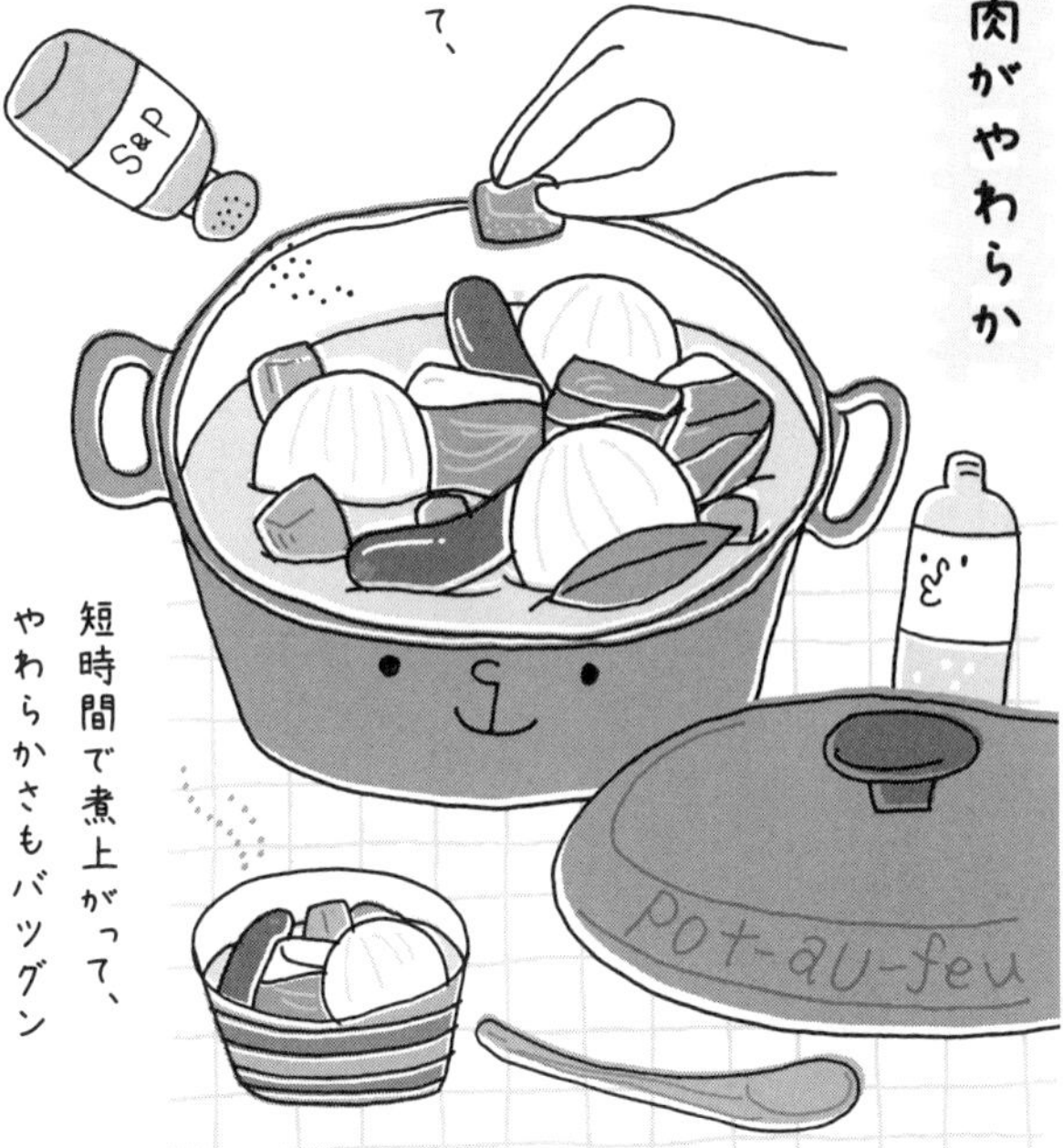

短時間で煮上がって、やわらかさもバツグン

／炭酸水洗いで魚介のぬめりが取れ、＼プリプリの仕上がりに

魚やえび、いか、たこなどの魚介類はヘルシーで、食べるのは大好き。でも、調理するのが苦手……という人が増えていますね。直接手で触ったときのぬるぬるとした感触が、苦手な理由のひとつでしょう。

そこで炭酸水を使って、調理するときのぬるぬるを解消しませんか？

方法は簡単で、魚介類をボウルなどに入れ、炭酸水をかぶるぐらいに注ぎ、軽くかき混ぜるようにして洗うこと。魚介類には細かい汚れがついているので、水洗いするよりスッキリときれいに落ち、ぬるぬる感もなくなり、しかも、料理の仕上がりがプリプリに、ジューシーになります。

もちろん、煮る場合は、水の代わりに炭酸水を使って煮ると、やわらかく仕上がります。たとえば、シーフードパスタのソースを作るとき、トマトの水煮缶と一緒に炭酸水、スープの素、塩、こしょうなどを合わせて作ると、シーフードがやわらかく、食感もプリプリになります。

苦手な魚介のぬめりも炭酸水で解決！

ボウルに魚介類を入れ、炭酸水を注ぎ、軽くかき混ぜるようにして洗う

魚介類のぬめりや汚れがスッキリ

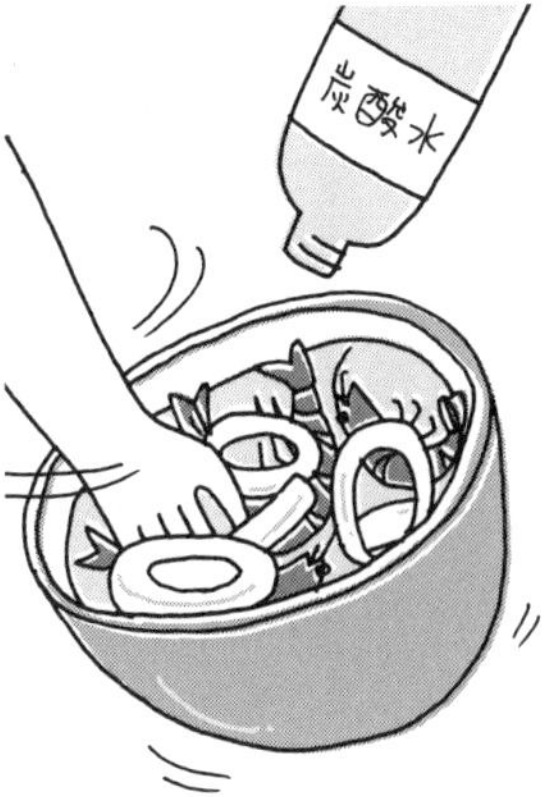

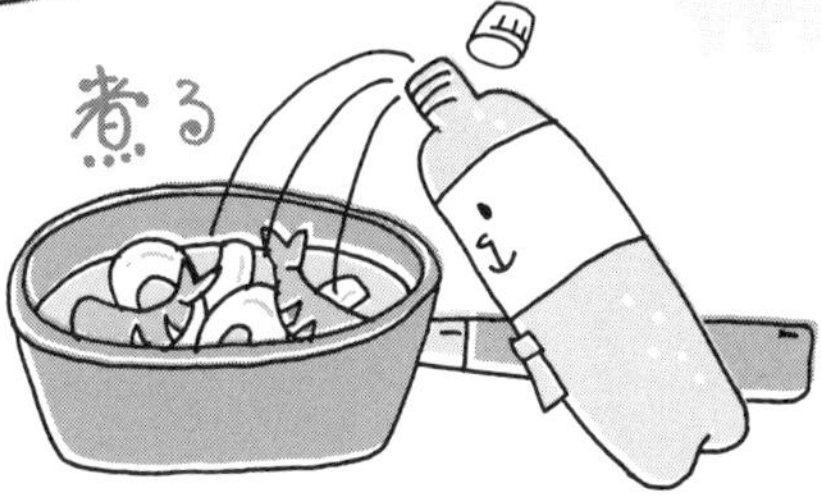

煮る場合は、水の代わりに炭酸水を使って

料理の仕上がりがプリプリで、ジューシーに

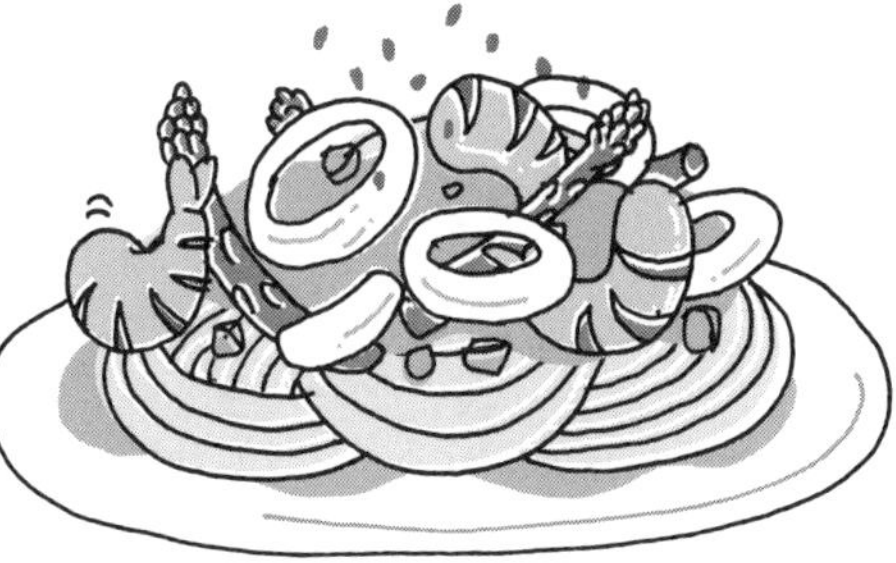

青菜のアクを抜き、色よくゆで上がる。炭酸水もみで、色鮮やかな浅漬けも簡単

ほうれん草や小松菜、ブロッコリーなど、緑の野菜をゆでるとき、普通であれば、熱湯に塩少々を加えてから野菜を入れます。でも、炭酸水でゆでれば、塩を入れなくても色鮮やかにゆで上がり、しかも、野菜が持つアクを除くこともできます。

この場合、炭酸水は炭酸水素ナトリウム（重曹）が入ったものを使うのがベター。野菜のアク抜きや色をきれいに保つために、重曹は昔から料理に使われてきたのです。

炭酸水であれば、わざわざ重曹を買ってこなくても、手軽に利用できます。まず鍋に炭酸水を入れ、沸騰したらすぐに野菜を入れ、炭酸ガスが逃げないうちにサッとゆで上げましょう。

また、なすやきゅうりなどの野菜に塩をふってもむ浅漬け。このときも、塩のほかに炭酸水少々もふってもむと、色鮮やかに、味もすぐに染み込んだものが作れます。味に変化をつけたいときは、塩と炭酸水に、麺つゆを少々加えてもむのもおすすめです。

炭酸水で野菜が色鮮やかに仕上がる！

鍋に炭酸水を入れ、
沸いたら
すぐに野菜を入れて、
サッとゆでる
アクが抜けて、
色鮮やかにゆで上がる

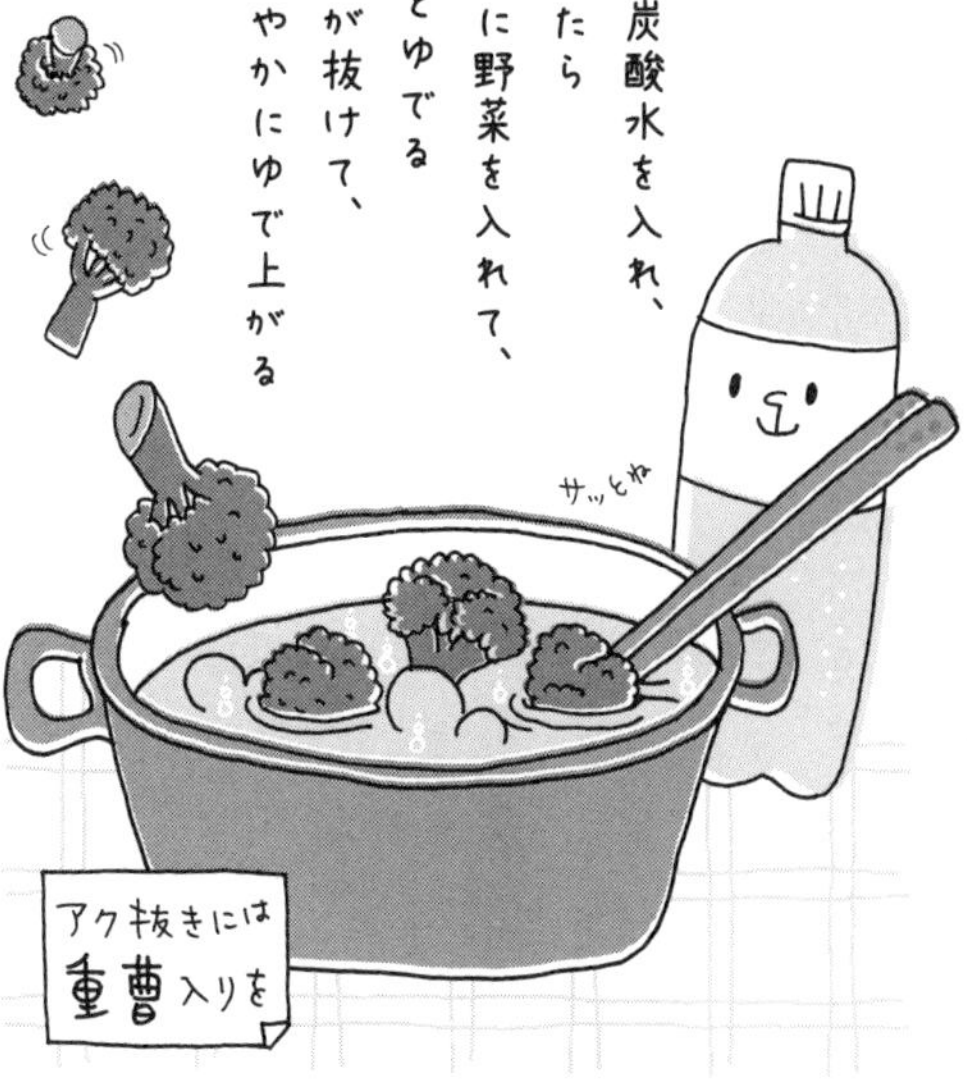
サッとね
アク抜きには
重曹入りを

なすやきゅうりは
薄い輪切りにし、
塩と炭酸水をふってもむと、
色鮮やかな
浅漬けが出来上がり

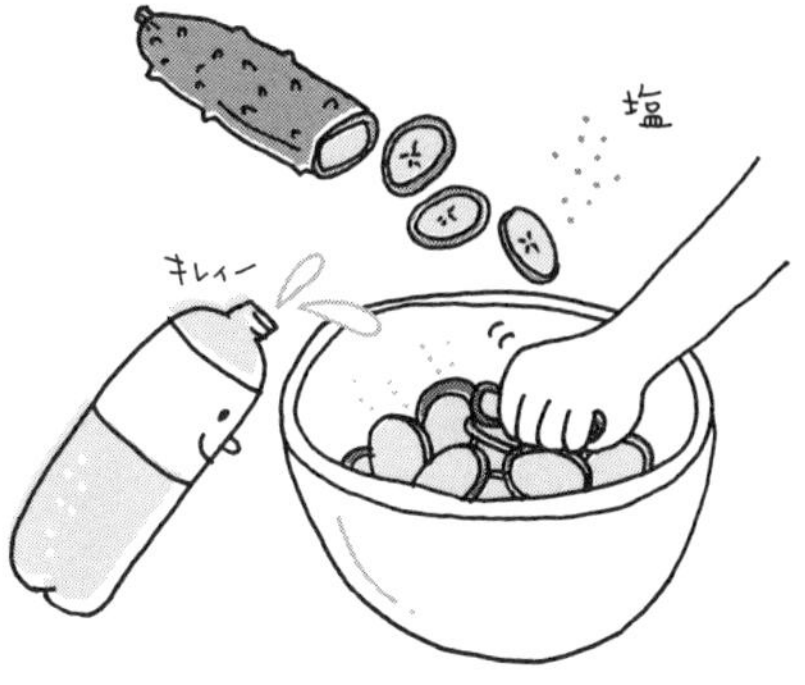
塩
キレィー

ホットケーキ、パン、お好み焼き……。人気の〝粉モノ〟がふんわり焼ける

ホットケーキは、ホットケーキミックス粉が出回るようになって、自宅でもとても手軽に作れるようになりました。ただし、ふんわり焼くためには、焼き方のコツがあるのです。

でも、ホットケーキを作るときに加える牛乳の半分を炭酸水に変えれば、焼き加減にこだわる必要はありません。卵を割りほぐして、ホットケーキミックスを加え、牛乳と炭酸水を入れ……。ここで炭酸水がシュワシュワっとなるので、軽くかき混ぜて、バターを熱したフライパンで焼きましょう。

普通に焼くだけで、いつもの1・5倍くらいにふっくら仕上がります。外側はパリッと焼けているのに、中はやわらか〜な軽い口当たりに。

炭酸水は小麦粉を使った、いわゆる〝粉モノ〟をふんわり仕上げる働きがあるので、パンを焼くとき、スポンジケーキを作るとき、お好み焼きやたこ焼きを作るときなどにも大活躍します。

ホットケーキが ふんわり焼ける！

卵を溶いて
ホットケーキミックスを加え、
牛乳と炭酸水を入れて
軽く混ぜる

ホットケーキを
作るとき、
牛乳の量の半分を
炭酸水に変える

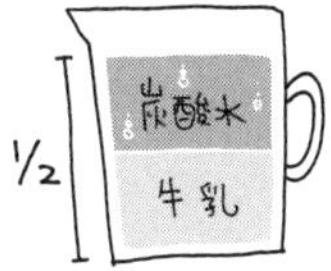

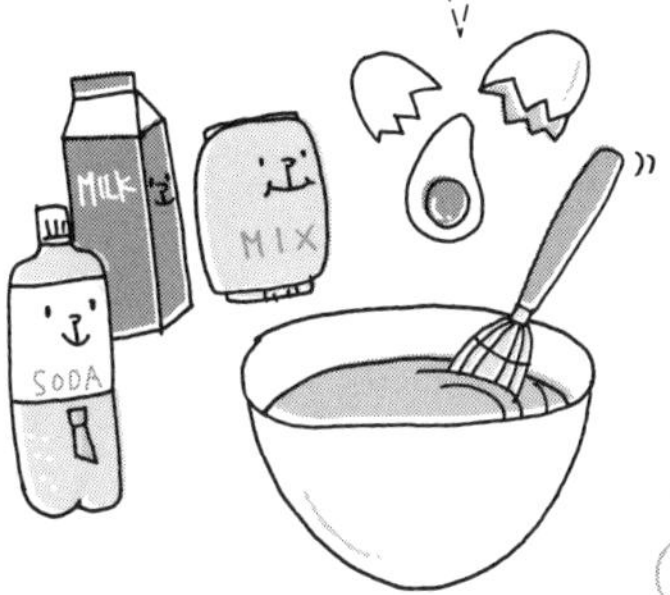

バターを熱した
フライパンで普通に焼けば、
1.5倍くらいふっくら！

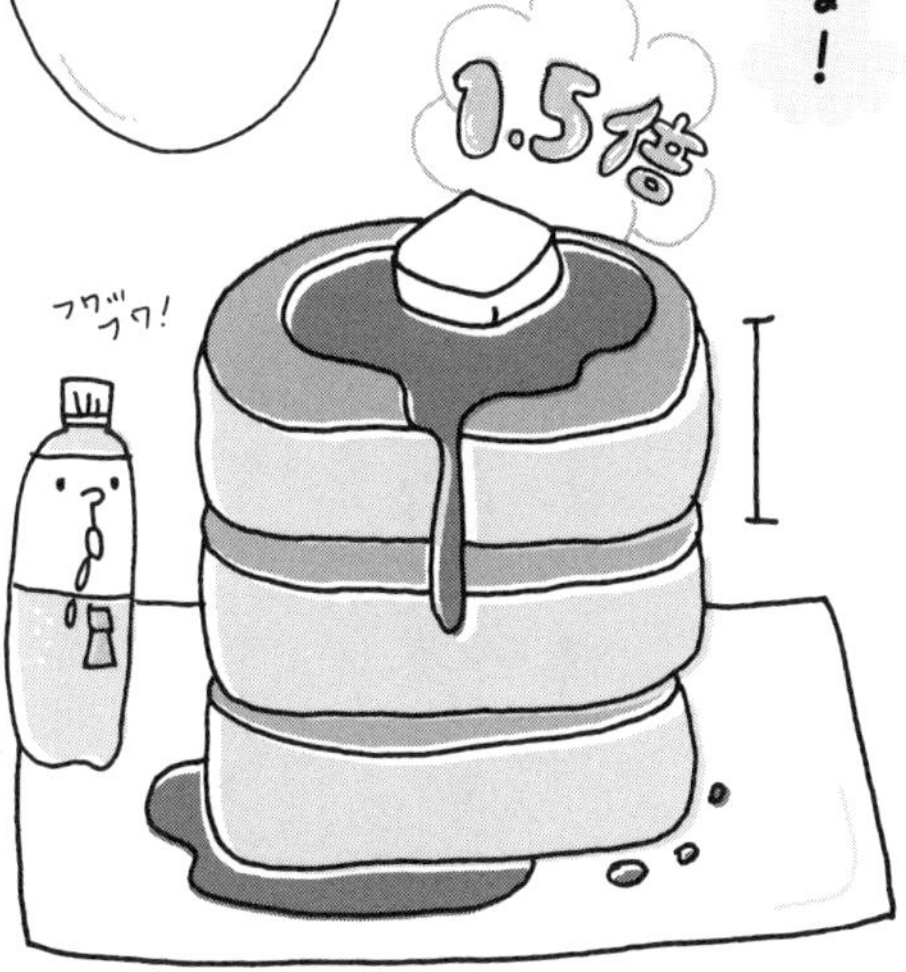

＼コーヒーや紅茶を炭酸水で割って／
シュワーッとした飲み心地に

ほっとひと息つきたいときに、つい手にするコーヒーや紅茶。飲み慣れたいつもの味を、シュワシュワのドリンクに変えてみませんか？

といっても、炭酸水を沸かして、コーヒーや紅茶を入れるわけではありません。炭酸水を沸かすと炭酸ガスがほとんど抜けてしまうので、炭酸の味はしますが、シュワシュワは消えてしまうのです。

そこで、紅茶であれば、まず茶葉を少量の熱湯で抽出し、冷まします。それに冷やした炭酸水を注いで、スパークリングアイスティーを作りましょう。コーヒーの場合は、コーヒーを濃いめに入れて冷まし、それを冷やした炭酸水で割ればＯＫ。市販のアイスコーヒーを炭酸水で割っても手軽に楽しめます。

スパークリングアイスティーやアイスコーヒーは、のど越しに爽快感があって、新しい飲み心地を発見できるはずです。

新感覚！シュワシュワドリンクの作り方

コーヒーや紅茶を
少量のお湯で作って冷ます
（冷やしておくと、
さらにおいしい）

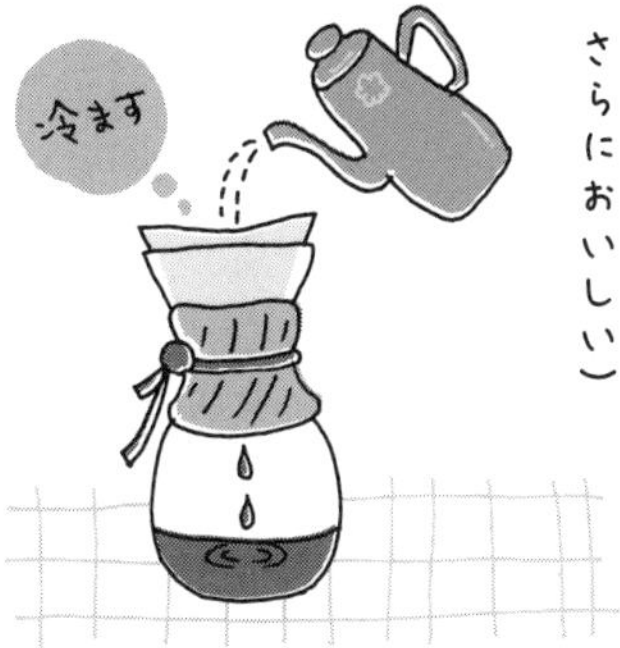

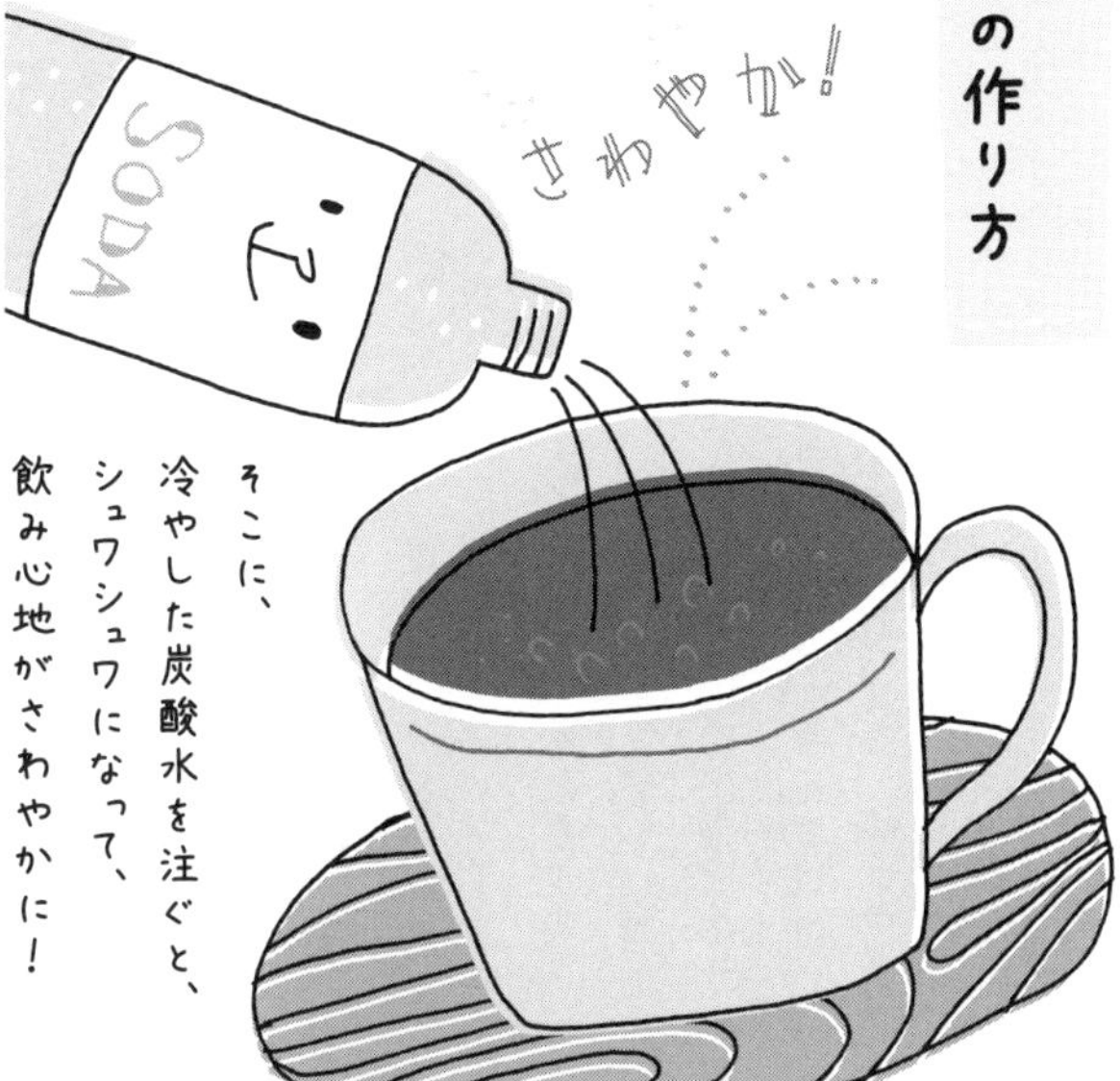

そこに、
冷やした炭酸水を注ぐと、
シュワシュワになって、
飲み心地がさわやかに！

＼手作り炭酸ゼリーで「シュワッ」を味わう。
＼市販のアイスやシャーベットに混ぜても

ツルンと食べられるゼリーは子どものおやつにぴったり。ほかのスイーツよりカロリーが低いため、大人にも人気で、手軽に作ることができます。それを炭酸水を使って作ってみましょう。

ゼラチンと水、砂糖を鍋に入れてよく溶かし（または、電子レンジでチンして）、冷ましてから炭酸水を加え、泡立てないようにそっと混ぜます。それをグラスに注ぎ、ラップをして冷蔵庫で冷やすだけ。

シンプルだけど、シュワッとした食感がさわやかな炭酸ゼリーの出来上がり。お好みで、フルーツや果汁を加えると、いろいろなバリエーションが楽しめます。

または、市販のアイスクリームやシャーベットに炭酸水を混ぜて、シュワシュワスイーツを作る方法も。これは、アイスやシャーベットを冷凍庫から出して少しやわらかくしたところに、炭酸水を少し加えて練り混ぜるというもの。

食感がふんわりとやわらかくなり、炭酸水のシュワッとした味わいも楽しめます。

シュワッと「炭酸ゼリー」の作り方

小鍋にゼラチン、水、砂糖を入れて火にかけ、よく溶かす。

冷ましてから炭酸水を加え、グラスに移し、冷蔵庫で冷やし固める。

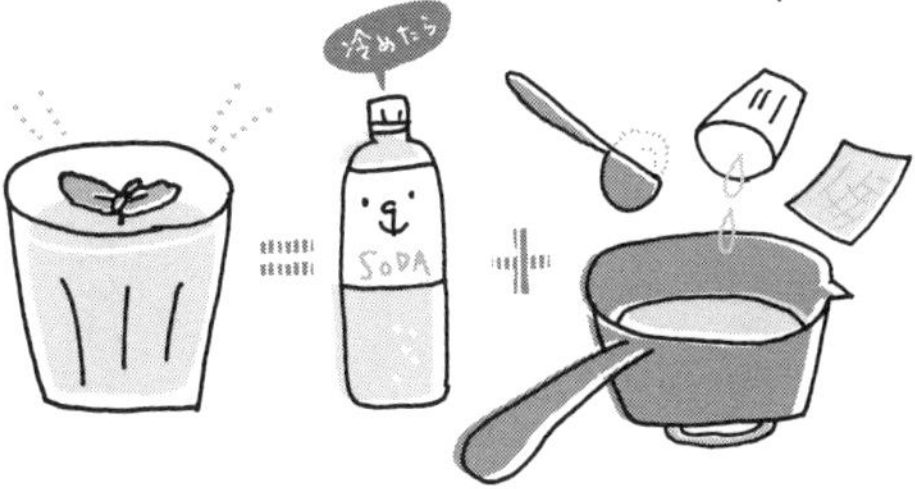

シュワッと「炭酸アイス」の作り方

市販のアイスやシャーベットは少し溶けてきたら、食べる分だけをカップなどに移し、炭酸水を混ぜる

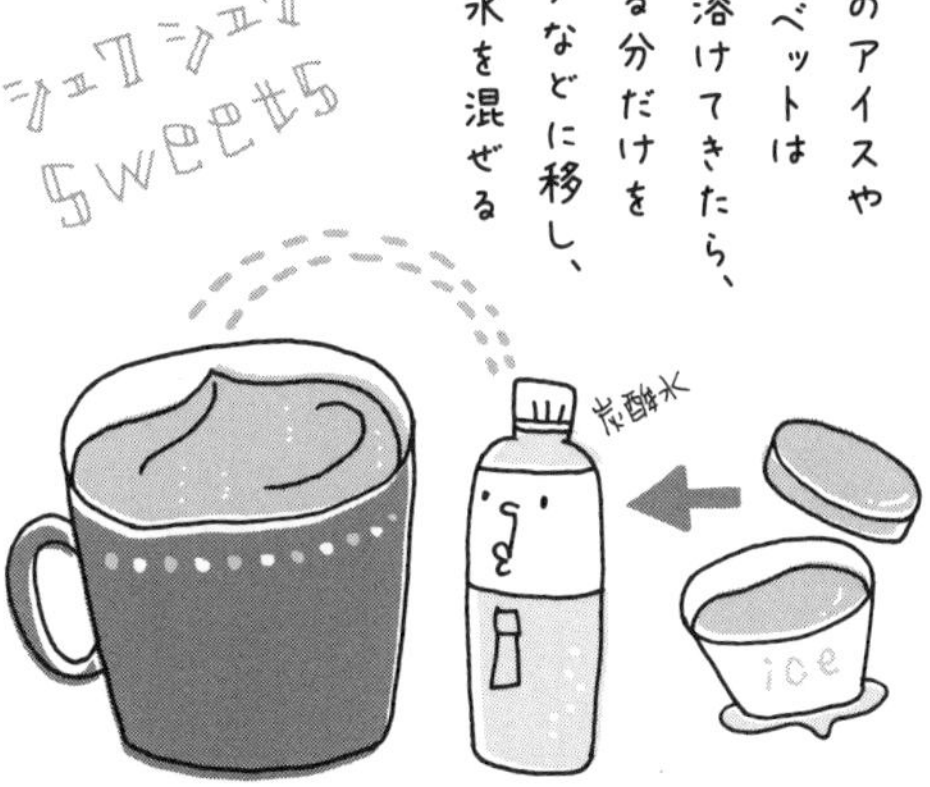

＼不思議！炭酸入りフルーツや
炭酸入り野菜を作ってみよう／

炭酸水の変わった使い方に、炭酸入りのフルーツや野菜を作るというものがあります。「炭酸入りって、どんな味？」と思いますよね。間違いなく新食感なので、まずはお試しを！

作り方は、フルーツや野菜を洗って、皮つきのまま炭酸水につけておくというもの。たとえば、保存用の密閉袋にフルーツや野菜を入れ、冷えた炭酸水をかぶるくらいに注ぎ、すぐに封をして、冷蔵庫にひと晩おいておきます。

すると、炭酸水の中に含まれている炭酸ガスが皮を通してフルーツや野菜に浸透するので、食べたときに、シュワシュワした食感を楽しむことができるのです。

ポイントの第一は、炭酸水の中には皮ごとつけること（身の部分がむき出しになっていると、ぐちゃぐちゃに溶けてしまいます）。第二は、水分があるフルーツや野菜のほうが、シュワシュワ感を楽しめます。おすすめはフルーツなら、ぶどう、オレンジ、梨、りんごなど。野菜なら、トマト、なす、きゅうり、白菜など。いろいろ試してみて。

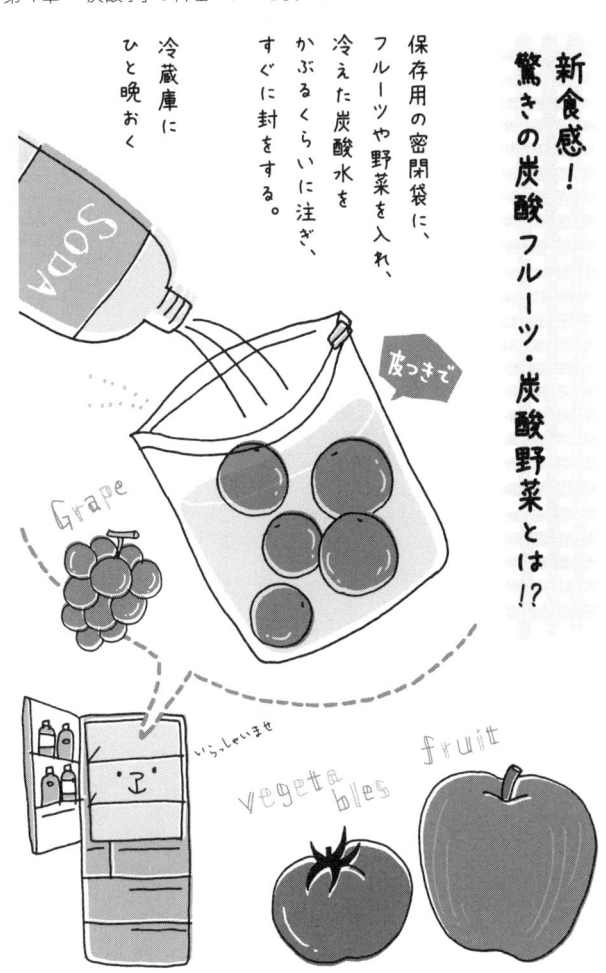

新食感！驚きの炭酸フルーツ・炭酸野菜とは⁉

保存用の密閉袋に、フルーツや野菜を入れ、冷えた炭酸水をかぶるくらいに注ぎ、すぐに封をする。

冷蔵庫にひと晩おく

白く泡立つ「子どもビール」を作っちゃおう！

ジョッキに注ぐと、きれいに泡立つビール。それを「プハーッ」とおいしそうに飲む大人の姿を見て、自分も飲みたいと思う子どもも多いはず。

ここでは、もちろんノンアルコールで味はまったく違うけれど、泡立ちだけはビールのような、名づけて「子どもビール」の作り方を紹介しましょう。

作り方はとても簡単で、コップに牛乳を注ぎ、そこに炭酸水を入れます。これで、見た目はビールのような白い泡がきれいに立つのです。ちょっと甘いほうが好みであれば、炭酸水の代わりにサイダー（炭酸水に糖分を加えたもの）を使ってもいいでしょう。

たとえば、バーベキューのとき、家で焼き肉パーティーのときなど、ちょっとした特別な日に、大人はビール、子どもは「なんちゃって子どもビール」で乾杯すると楽しいもの。見た目の泡立ちはビールですが、中身は、牛乳と炭酸水ですから、とてもヘルシーなドリンクです。

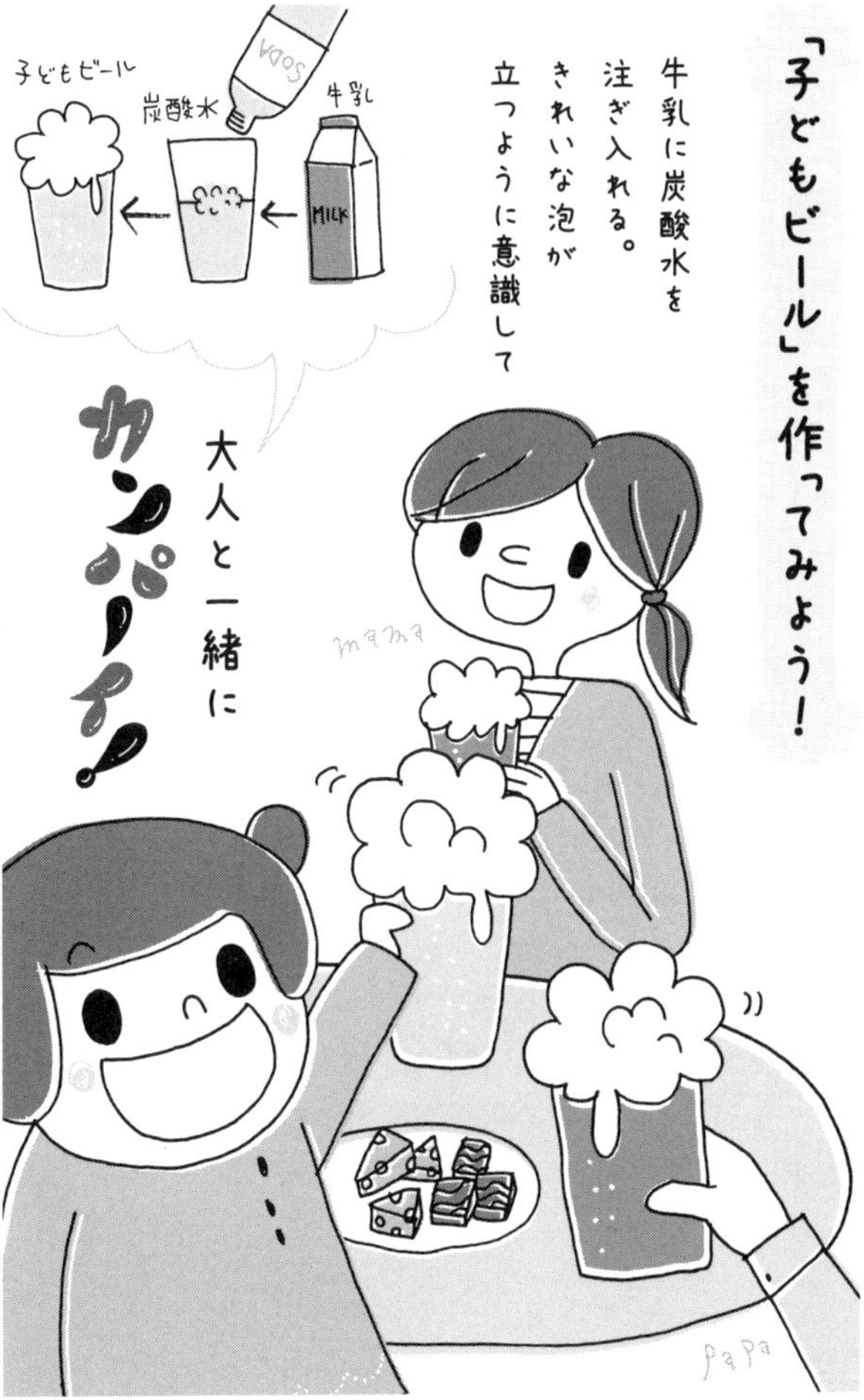
「子どもビール」を作ってみよう！
牛乳に炭酸水を注ぎ入れる。きれいな泡が立つように意識して
子どもビール
炭酸水
牛乳
SODA
MILK
大人と一緒に
カンパーイ！
mama
papa

column

炭酸水は底値でまとめ買い。自宅で作るソーダマシンもある

飲むだけでなく、美容や健康に、暮らしに、料理にと使い回す炭酸水は、味だけでなく、コストパフォーマンス（費用対効果）も高いことが大事ですよね。飲んだり料理に使ったりする炭酸水は味にこだわって選び、美容や健康、暮らしに使うものは激安のものを底値でゲットするという使い分けも賢いものです。

激安の炭酸水は1ℓのペットボトル入りのものが多いので、1日に飲む量が少ないと大量に余ってしまうもの。だから、入浴などにどんどん使い回すといいでしょう。

また最近では、自分で炭酸水が手軽に作れる「ソーダマシン」も市販され、人気を呼んでいます。マシンの価格は7千円くらいからとちょっと高めで、さらに炭酸ガスを注入するカートリッジが必要ですが、1ℓのコストを換算すると、50～80円。ペットボトル入りの激安炭酸水よりも安く作ることができます。

column

全国の天然の炭酸泉をめぐって心と体をいやす

日本にも、天然の炭酸泉が湧いている温泉地がいくつかあります。天然の場合、日本の温泉法では、温泉1ℓ中に主に炭酸ガスが250ppm以上含まれているものを「炭酸泉」と定義しています。

温泉地は、まず訪れるだけで転地療養の効果があるので、気分がリフレッシュし、ストレス解消に役立ちます。さらに、炭酸泉にゆっくりつかって血行をよくし、免疫力をアップし、健康やアンチエイジング効果を高めましょう。

おすすめは、ナトリウムなどのミネラル分が豊富に含まれている大分県竹田市の長湯温泉、山形県小国町の泡の湯温泉、天然の炭酸泉では高濃度の長野県松本市の白骨温泉など。

また、兵庫県神戸市の有馬温泉は、日本では珍しく飲用できる炭酸泉「銀泉」があります。飲んで、入浴して、炭酸泉をじっくり堪能するといいでしょう。

参考文献・資料

『炭酸パワーで健康になる！』前田眞治著／洋泉社
『やせる！きれいになる！炭酸生活』前田眞治著／幻冬舎
『すてきな奥さん２０１３年６月号』主婦と生活社
『ためしてガッテン』ＮＨＫ

青春文庫

この一冊《いっさつ》で「炭酸《たんさん》」パワーを使《つか》いきる!

2013年9月20日　第1刷

監　修　前田眞治《まえだまさはる》

編　者　ホームライフ取材班《しゅざいはん》

発行者　小澤源太郎

責任編集　株式会社プライム涌光

発行所　株式会社青春出版社

〒162-0056　東京都新宿区若松町12-1
電話 03-3203-2850（編集部）
03-3207-1916（営業部）
振替番号　00190-7-98602

印刷／共同印刷
製本／フォーネット社

ISBN 978-4-413-09581-5

図解 損したくない人の「日本経済」入門

ライフ・リサーチ・プロジェクト[編]

〝お金の流れ〟を知ることが
損か得かの分かれ道になる!
ビジネスヒント満載!

(SE-576)

藤田寛之のゴルフ

僕が気をつけている100の基本

藤田寛之

技術、練習方法、メンタルまで、
「アラフォーの星」が、
ゴルファーの悩みに答えます!

(SE-577)

モヤモヤから自由になる! 3色カラコロジー

心の元気をシンプルにとり戻す

内藤由貴子

[赤・青・黄色] あなたの心の信号《シグナル》は
いま、何色ですか? カラー+サイコロジーで
どんな悩みもスーッと解決します。

(SE-578)

進撃の巨人㊙解体全書

まだ誰も到達していない核心

巨人の謎調査ギルド

壁の謎、巨人の謎、人物の謎…
ここを押さえなきゃ真の面白さは
わからない!?

(SE-579)

これは絶品、やみつきになる！
食品50社に聞いた
イチオシ！の食べ方

定番商品からあの飲食店の
人気メニューまで、担当者だからこそ
知っているおいしい食べ方の数々！

㊙情報取材班［編］

(SE-580)

この一冊で
「炭酸」パワーを使いきる！

こんな効果があったなんて！

前田眞治［監修］
ホームライフ取材班［編］

(SE-581)

※以下続刊